視機能トレーニングセンター
JoyVision代表
米国オプトメトリー・ドクター
北出勝也

ほんべクリニック院長
本部千博 監修

「目」と「脳」が同時に若返る

みるみる「老眼」がよくなる

1分ビジョントレーニング

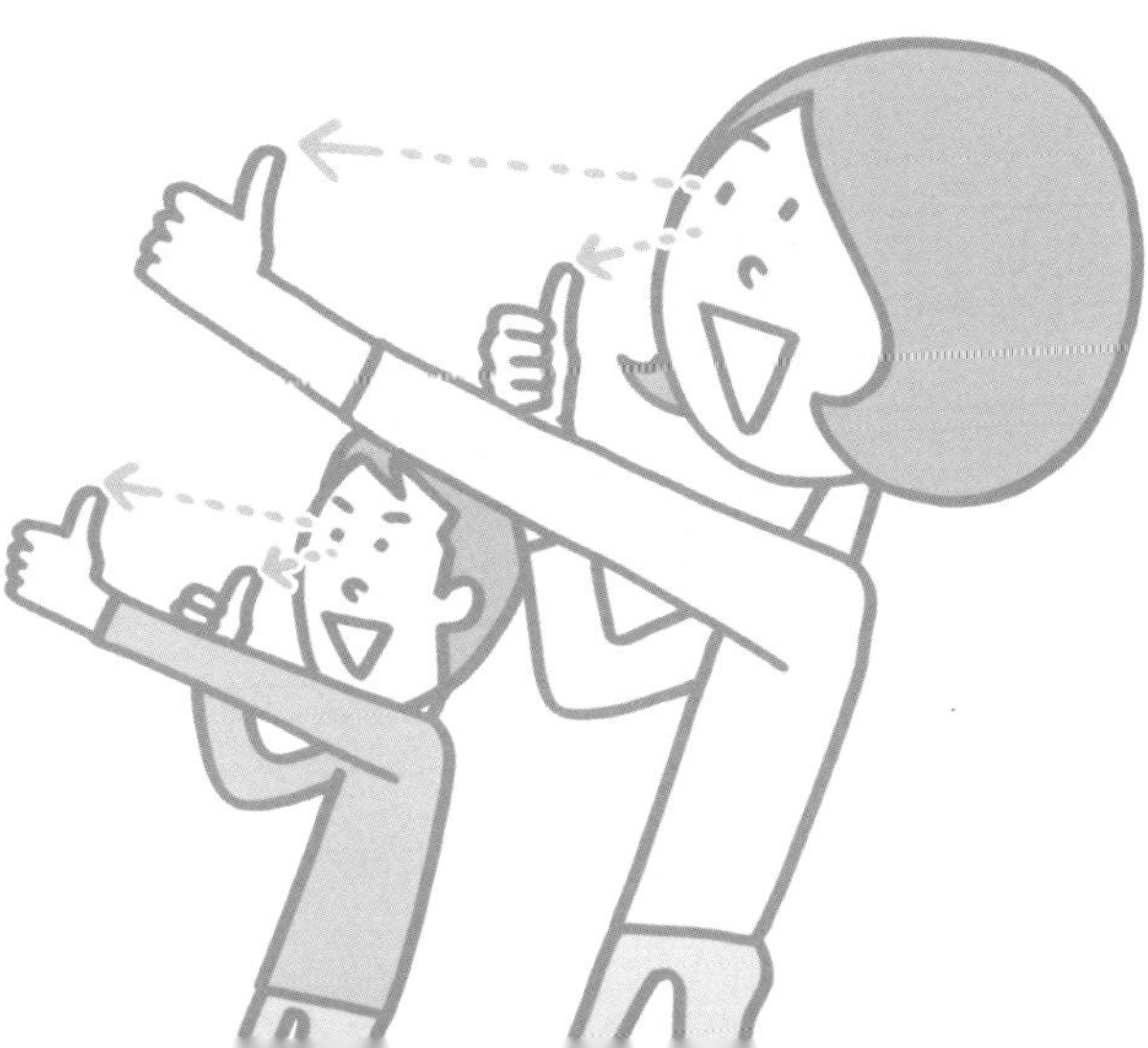

三笠書房

飲食店のメニューが全然読めない!!
読めるふりをして適当なものを
頼んでいる

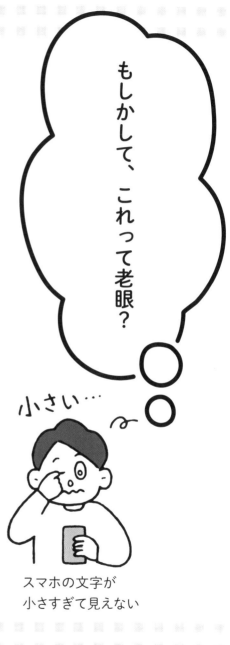

もしかして、これって老眼?

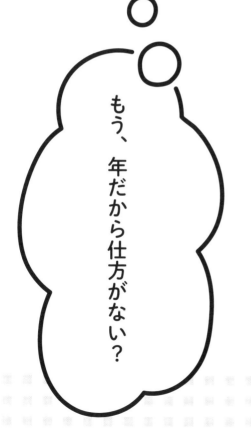

もう、年だから仕方がない?

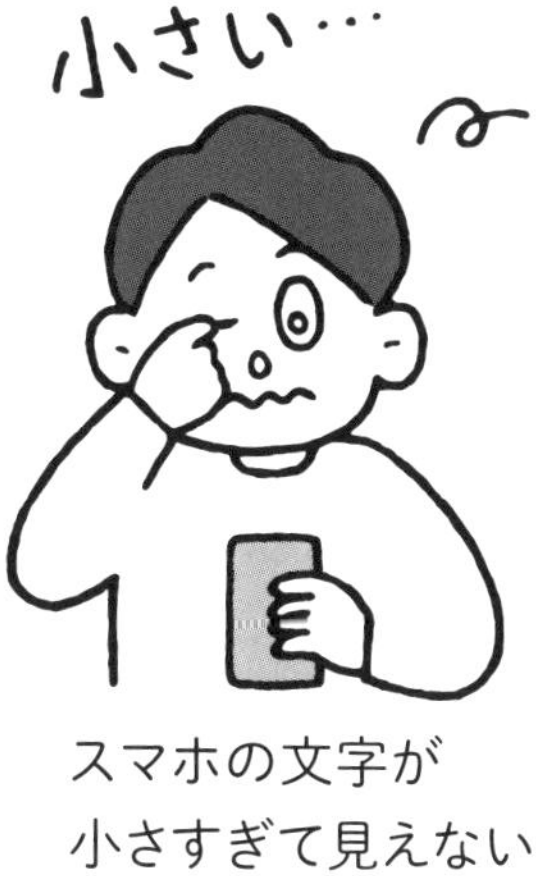

スマホの文字が
小さすぎて見えない

老眼って
どこまで進むの？

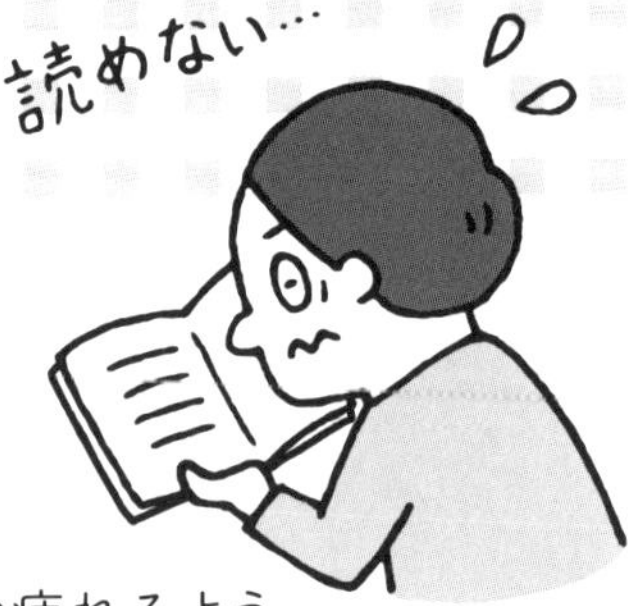

眼がすぐ疲れるようになり、本や新聞が読めなくなった

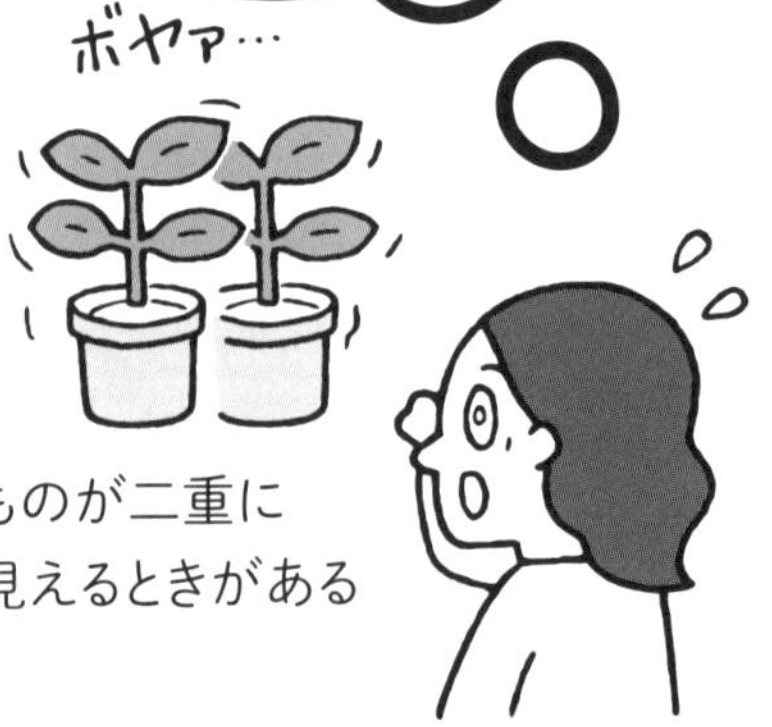

ものが二重に見えるときがある

すぐ集中力が
切れるのも年のせい？

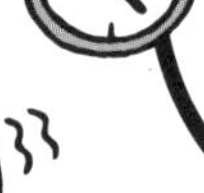

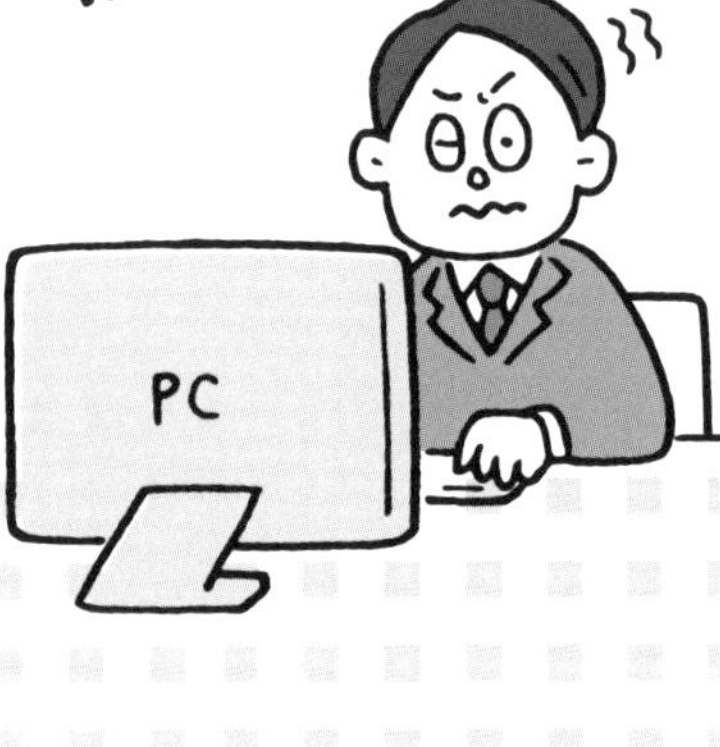

夕方になるとぼやけて見えにくい

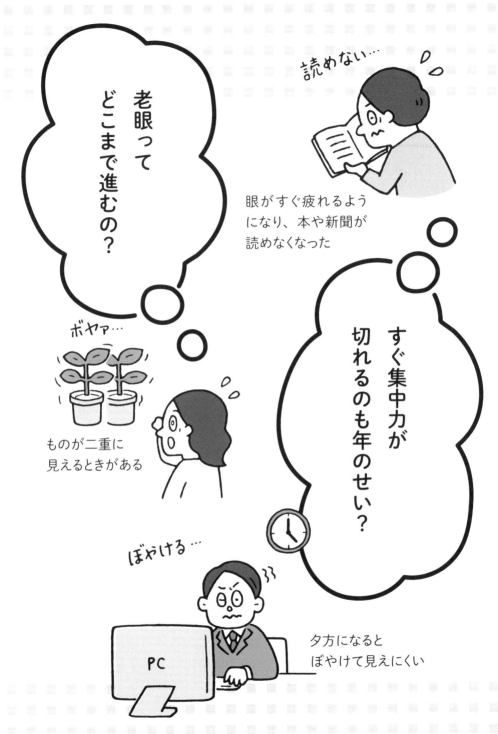

ほかにも……

- 文字や文章の見落としなどケアレスミスが増えた
- よくつまずいたり、人やものにぶつかったりするようになった
- 長時間、書類を見ると、肩こり、頭痛がひどい
- 遠近両用の眼鏡やコンタクトを使っているが、今イチ使い勝手がよくない
- 外出時に老眼鏡を忘れてつい１００円ショップで購入。すでに数本ある……
- 老眼がどんどん進行するのでどこまで進むのか不安……
- 家事や外出が億劫になった
- もの忘れが増え、もの覚えも悪くなった
- 車の運転に自信がなくなってきた

これみんな、「老眼改善ビジョントレーニング」で解決できます！

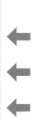

プロローグ　1分ビジョントレーニングで、100歳まで充実人生！

――眼・体・脳が活性化して、注意力、記憶力もＵＰ！

米国オプトメトリー・ドクター　視機能トレーニングセンターJoyVision代表
一般社団法人視覚トレーニング協会代表理事
北出勝也

みなさん、こんにちは！　米国オプトメトリー（検眼《けんがん》）ドクター、ビジョントレーナーの北出《きたで》勝也《かつや》です。

スマホの画面がぼやける、小さな文字が読みづらく眼が疲れやすくなる……。「老眼」は誰もが直面する問題といっても過言ではありません。

個人差はありますが、多くの人は40代から、早い人では30代から自覚しはじめます。実際、老眼が進むと、本書の冒頭に挙げたように、日常生活や仕事のパフォーマンスにも影響が出ます。

「老眼は加齢現象だから仕方がない……」とあきらめている人もいることでしょう。

実際に眼科に行って「老眼ですね」と診断されても、特に治療法や改善策は示されず、そのまま老眼鏡をつくったという人も多いと思います。

でも、**安心してください。**老眼は確かに加齢現象ですが、本書で紹介する「老眼改善ビジョントレーニング」を行なうことで改善できるのです！

もちろん若いときとまったく同じ「ピント調節力」を取り戻すのは少々難しいのですが、**今より「見えやすい状態」にすることは十分に可能です。**

早めに取り組んでいただくことで、老眼になる時期を遅らせることもできます。

「眼」と「脳」は一心同体！　だから……

ビジョントレーニングは、眼の動きをよくしたり、ピントを合わせる力をつけたりすることによって**「視《み》る力」**を向上させるトレーニングです。

そして、**ビジョントレーニングの大きなポイントが「眼と脳との連携」**です。

私たちがものを見るとき、見たものを眼から脳に送り、そこで映像として認識します。**眼と脳は直結しているのです。**

ところが、**加齢によって脳の機能が衰えると「視る力」も低下してしまい、これもまた「老眼」「見えづらさ」の原因**となります（「視る力」については本文で後に詳しく説明します）。

ただ単に**眼を動かすだけではなく、眼を動かすことによって脳を活性化させ、また眼と脳との連携を図ることで、総合的な見えやすさを実現する**というのが、ビジョントレーニングの最大のポイントです。

（2023年WBC〈ワールドベースボールクラシック〉で活躍した日本代表選手も取り入れています！）

時間も道具もいらない！　眼をぐるっと回すだけでもいい！

「なんだか難しそう」

「70代、80代ではさすがに無理でしょう」

そんなふうに思ってしまう人もいるかもしれません。

しかし、そんなことはありません！

何歳からでも大丈夫。それも、驚くほど簡単な方法で！

後ほどご紹介しますが、現在80代の方も実際にこのトレーニングを行ない、若々しい眼を保っていらっしゃいます。

私たちは誰もが筋肉を鍛える方法を知っています。実際に腹筋やスクワットなどの筋トレをしている人も多いと思います。

ところが眼についてはどうでしょう。

「視る力」を鍛えるトレーニングをしている人はほとんどいないのではないでしょうか。

だからこそ、「伸びしろ」があるはずです。今まで意識して眼を動かしてこなかった人や、「眼と脳の連携をよくするコツ」を知らなかった人がこのトレーニングに取り組めば大いに改善が期待できるのです。

トレーニングといっても、歯を食いしばりながら我慢して行なうようなものではありません。ひとつ行なうのに1分もかかりません。思い立ったらその場ですぐできます。

眼をしっかり動かすことが基本で、パズルや数字を眼で追っていくものなど、ゲーム感覚で楽しくできるものばかりです。**楽しく行なうだけで老眼改善効果があり、脳も同時に鍛えることができます。**

手や体を動かして行なうトレーニングもあり、ちょっとしたエクササイズや体幹運動にもなります。若々しさを保ち、認知症の予防効果も期待できます。

私自身、**ビジョントレーニングのおかげで、細かい字もしっかりピントが合って難なく読むことができます。**若い頃とほとんど変わらない見え方を維持しています。

また本書でご紹介しているように、ビジョントレーニングで老眼を改善できたという声は全国からたくさん集まっています。

あなたも、「見える」喜びを取り戻すために、私と一緒にビジョントレーニングをはじめていきましょう。

監修の言葉

ほんべクリニック院長

本部千博

本書でご紹介するビジョントレーニングは、最近注目の画期的な視力改善法です。さまざまな方法で眼球を動かすことによって、老眼の予防・回復、また脳の活性化を図るものです。

眼球を動かして血流を良くし、脳との連携を強化することで老眼が回復していくのは、不思議でも何でもなく、医学的にも非常に理に叶ったことです。

私自身、今年で68歳になりますが、軽度の近視はあるものの、裸眼でもよく見えるし、老眼鏡は必要ありません。誰に言われるでもなく子どもの頃から「眼をキョロキョロ動かす」というしぐさが身についています。眼科医になって思い当たったのは、このしぐさ自体が一種の「眼のトレーニング」になっていて、それによって老眼を防ぐことが出来ているのだということです。ですから北出先生のビジョトレーニングにも、すぐに納得・賛同ができました。北出先生の高い専門性に裏打ちされた、実によく考えられた視力改善法だと思います。

本書のビジョントレーニングにより、一人でも多くの人が老眼を回復し、「見えやすさ」を実感されることを心から願っています。

「老眼ビジョントレーニング」

体験者のうれしい声続々！

次は、あなたの番です！

- 70代でも老眼が改善！　あきらめていた読書三昧《ざんまい》の日々に！（主婦・80代）
- 家事も楽々！　確実に若返った気がする！（元小学校教師・60代）
- 仕事の効率がアップ！　夕方でもハッキリ見えるように（会社員・40代）
- 認知症一歩手前から一転、憧れのカフェをオープン！（カフェ共同オーナー・70代）
- 集中力アップ！　効果を日々実感！（教室運営・40代）
- スーパーの商品が見やすくなった！
朝の目覚めも奇跡かと思うようによくなった！（特別支援教育支援員・50代）

↓詳しくは151ページに！

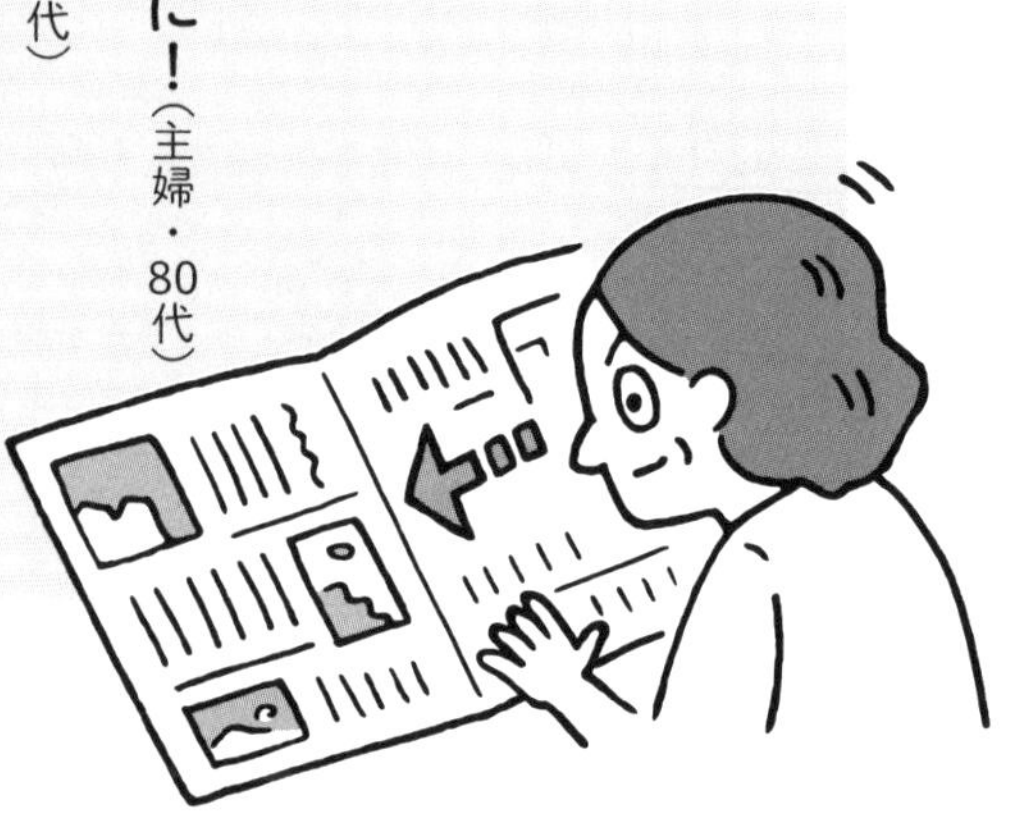

Part 5 実践！ 今すぐはじめる「老眼改善ビジョントレーニング」

編集協力◎高橋扶美
本文イラスト◎キタハラケンタ／瀬川尚志
本文ＤＴＰ◎ウエイド

Part 1

「ビジョントレーニング」で、老眼は自分で改善できる!

人はなぜ、老眼になるのか

老眼とは一般的には**「見たものにピントを合わせる調節機能が低下した状態」**といわれます。

左ページの図を見てください。私たちの眼でカメラのレンズの役目をするのが「水晶体《すいしょうたい》」です。この水晶体を厚くしたり薄くしたりしてピントを調節するのが「毛様体筋《もうようたいきん》」です（詳しくは24ページ）。

しかし、老化とともに水晶体自体が硬くなり弾力性が失われると、厚さを変えにくくなります。毛様体筋も若いうちはしなやかなゴムのように伸び縮みがスムーズですが、これも年とともに縮む力が低下してしまいます。

こうした水晶体と毛様体筋の老化によってピントが合わせにくくなる状態が「老眼」です。

ものが見えるしくみ

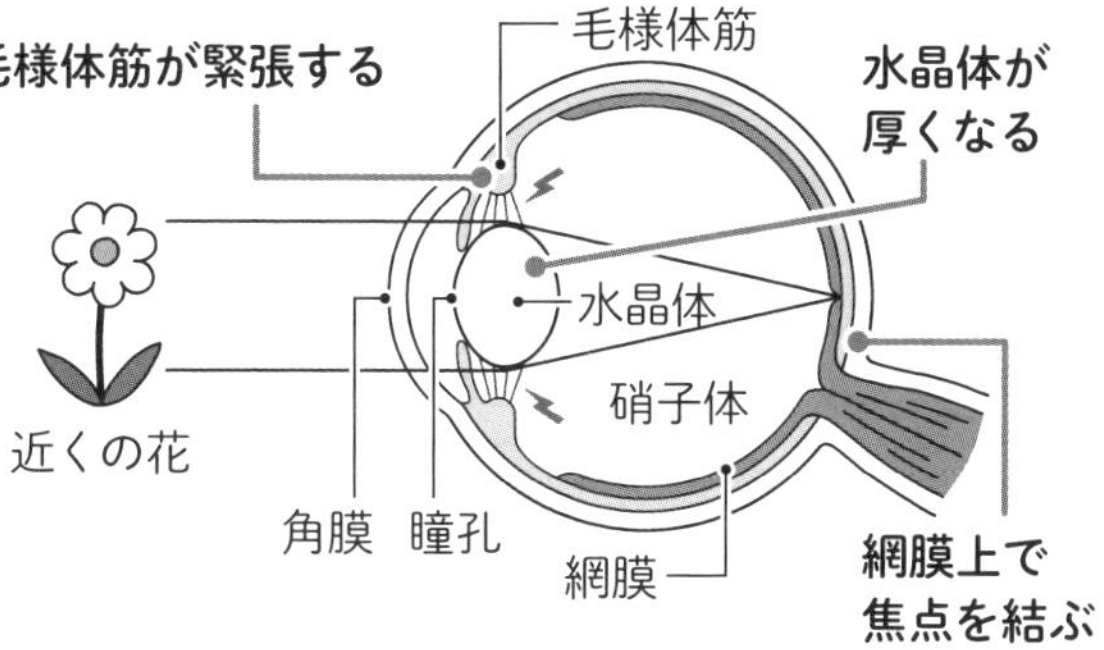

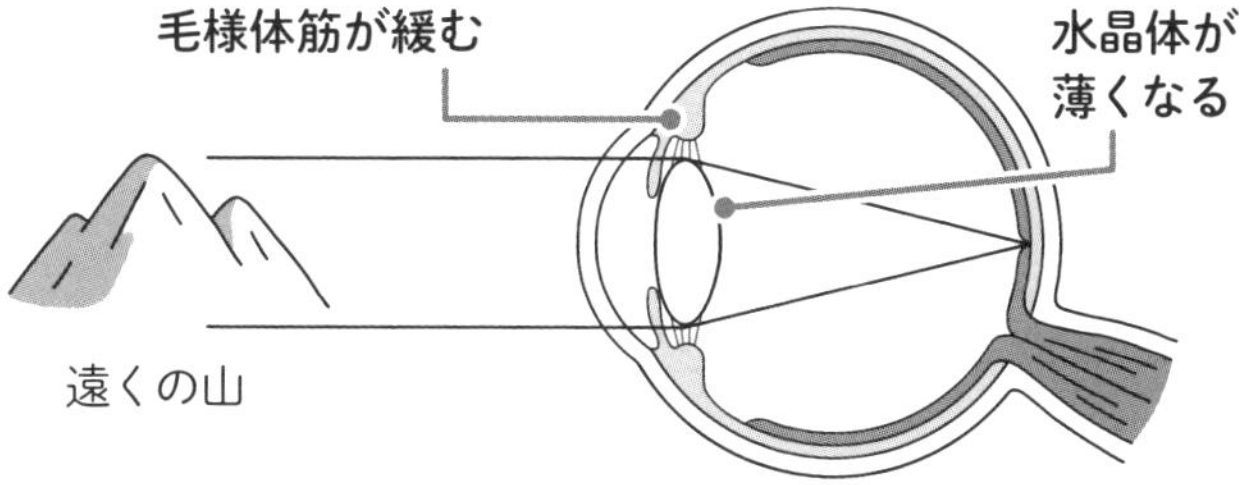

老眼になると

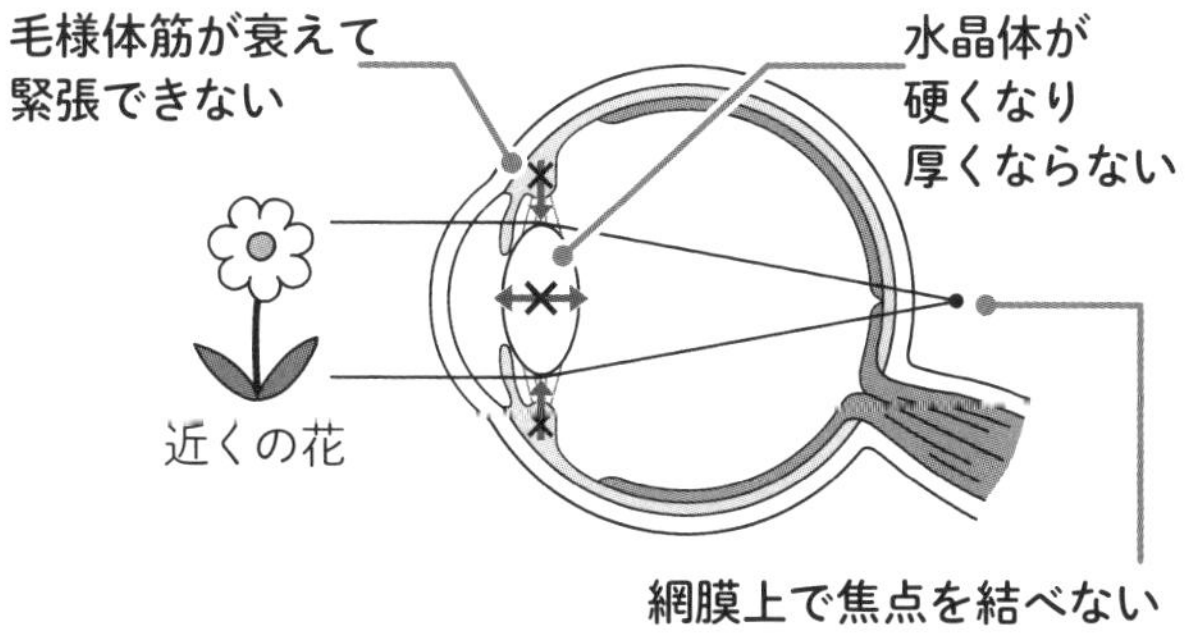

最近よく聞かれるようになった「スマホ老眼」。これは近距離でスマホを見続けることで毛様体筋が凝り固まった状態に。遠くを見ようと思っても毛様体筋がうまく緩まず、若い人でも**ピント調節が利かない状態**のことです。

しかし、ここまでは一般的にいわれていることだと思います。**実は老眼は「ピントを合わせる調節力が低下しただけ」ではない**のです。

老眼は、これからご説明する**「視る力」が衰えて起こる**のです。

具体的には、

①**「ピント調節力」**のほかに、

②**「眼球運動力（眼の動き）」**

③**「視空間認知力」**

主にこの3つの力の衰えが関係します。

Pick up!

老眼は「ピント調節力の衰え」だけが原因ではない！

「視力」ではなく「視る力」を鍛える！

では**「視る力」**とはなんでしょうか？

私たちはものを見るときに必ず「視る力」を使います。

というと、「右目1・0」とか眼科で測る「視力のこと？」と思う人もいるかもしれません。しかし、視力検査でわかるのは「止まっているものを見る力」だけ。

私がここでいう「視る力」とは、

視界に映ったものを正確にキャッチし（入力）

←

脳で迅速に処理し（情報処理）

←

判断したり、体を動かしたりする（出力）

という一連の働きのことです。「見る（視る）」ということは、対象となるものに眼を向けるだけで完結するわけではないのです。

「入力→処理→出力」＝「視る力」

たとえば、仕事で細かい文字で書かれた資料を見たり、パソコン画面を見たりする必要がある人も多いでしょう（入力）。

取り込んだ情報を脳で取捨選択し、理解しなければなりません（情報処理）。

そして、どうすればいいか判断したり、実際の行動を起こしたりします。また、仕事の段取りや流れを具体的にイメージする必要もあるでしょう（出力）。

この何気なく行なわれている一連の行動も「視る力」といえます。

つまり、「視る力」とは視力、眼の動き、眼と脳の連携、脳の働き、眼と体の連携など、眼を通したトータルな力を総合したものなのです。

であれば、「視る力」をアップさせるためには、**「眼を鍛える（入力）」だけで**

眼と脳の連携が大事！

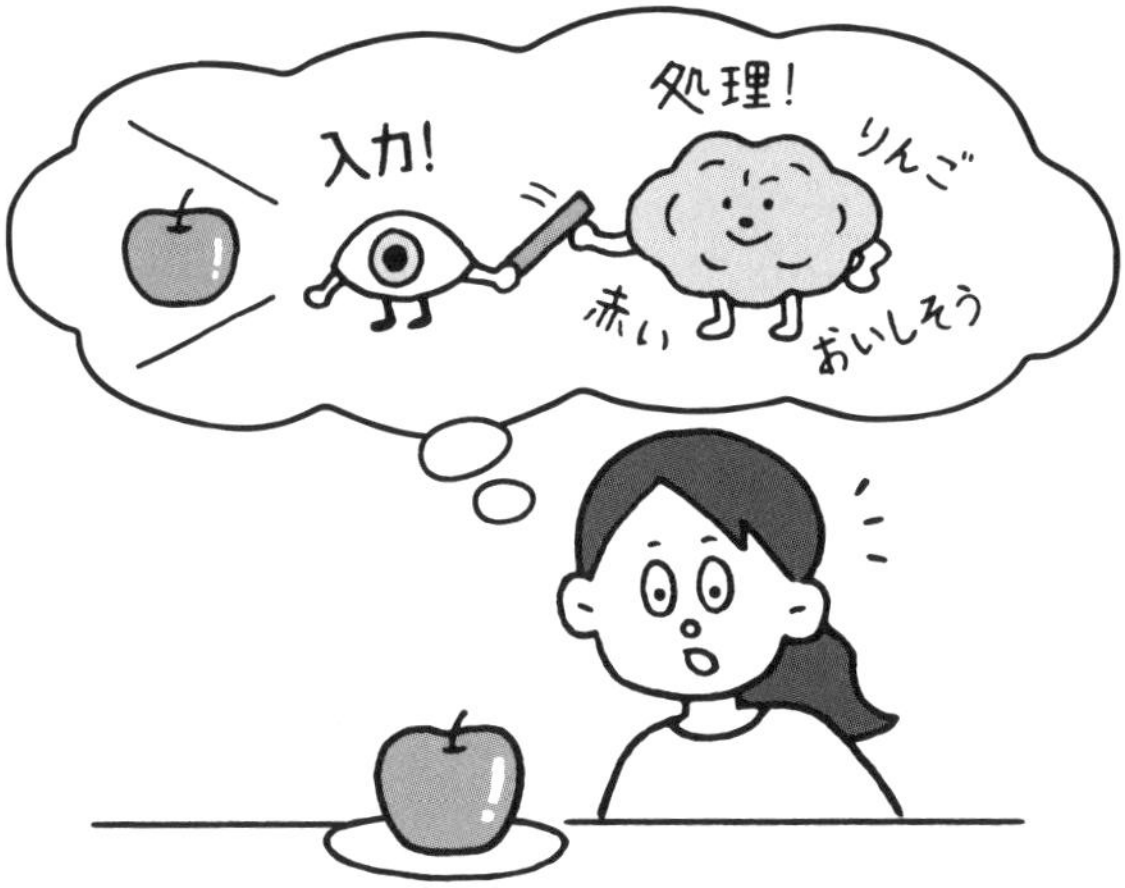

は不十分なのがおわかりいただけると思います。

ビジョントレーニングは、この**入力、情報処理、出力のすべてを鍛え、連携をよくすることによって「視る力」を総合的に向上させるプログラム**なのです。

ちなみに見るために必要なすべての機能のことを「視覚機能」といいます。

『視る力』がある」というのは「視覚機能が十分に働いている状態」と言い換えることもできます。

Pick up!

たとえ「視力」が悪くても、「視る力」は鍛えられる！

全部合わせて「視る力」！

見る（入力）

眼でとらえて映像を取り込みます。見たいものにすばやく視点を合わせる**「眼球運動力（眼の動き）」**、目的のものにピントを合わせる力（**「ピント調節力」**）が働きます。

認識する（情報処理）

眼から入った情報を脳に送り、情報を認識します。このとき見たものの形や状態を認識することを**「視空間認知」**といいます。これが十分に働いていないと、ものの大きさや形、自分との距離を正確に把握することができません。

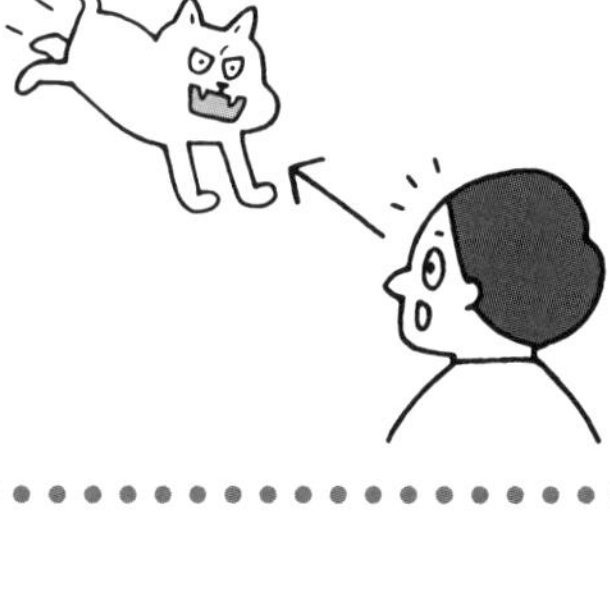

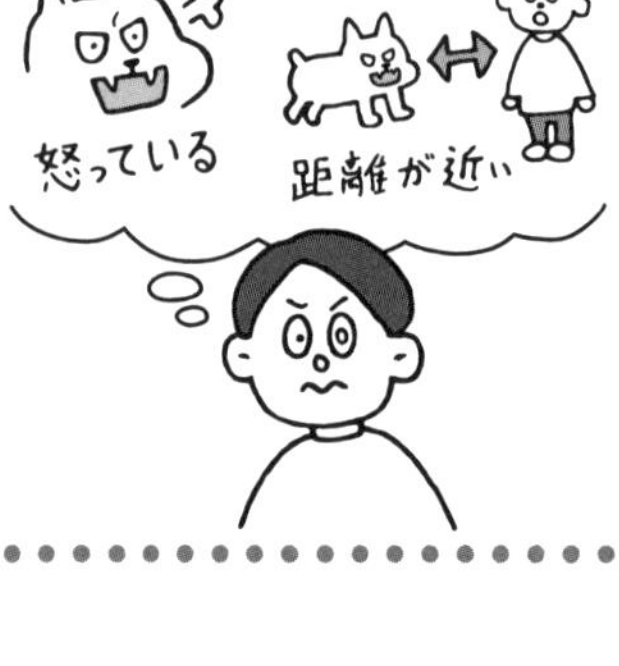

認識したことに応じて行動する(出力)

認識した情報に応じて、思考したり、体を動かします(眼と体の連携)。この力が落ちると、運動能力が衰えるだけでなく、手先が不器用になったり、文字が下手になったりします。

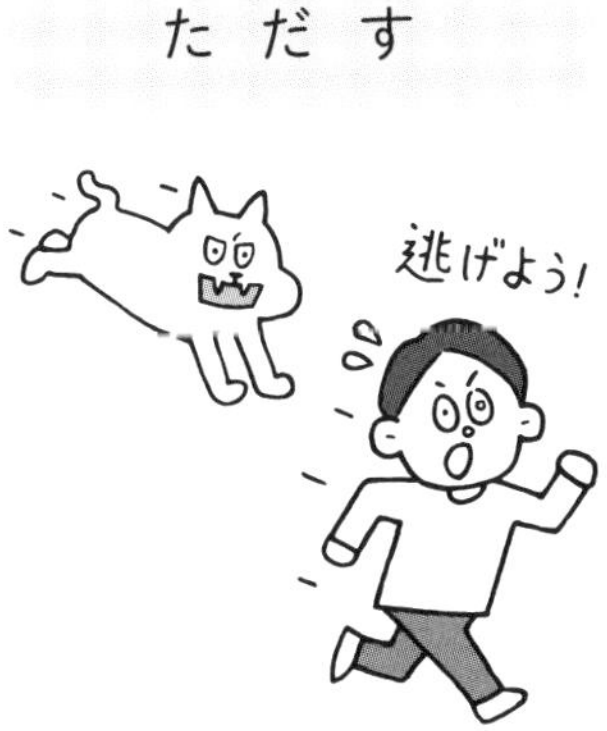

▼**こうしたこともすべて「視る力」によって行なわれます!**

- 見たいものにピントを合わせる(ピント調節力)
- 眼から情報を取り入れて、ハッキリとした映像として脳に送る(視力)
- 眼球を適切に動かして見たいものを瞬時にとらえる(眼球運動力)
- 見たいものをじっと見続ける(眼球運動力)
- 広い場所を見渡して目的のものを見つける(眼球運動力)
- ものの形や色、位置、向きなどを認識する(視空間認知力)
- 飛んできたボールをキャッチする(眼と体の連携)

Column①

視力回復に重要な「眼を動かす筋肉」

ここでは「眼の筋肉」について説明しましょう。

17ページにあるように、「眼球」は、透明でゲル状の「硝子体《しょうしたい》」や「毛様体《もうようたい》」「水晶体《すいしょうたい》」などさまざまな組織で構成されています。

硝子体は水晶体の後ろに接し、眼球の形を保ち、入ってくる光を屈折させます。

水晶体は透明な凸型の形状をしていて、厚くなったり薄くなったりしてピントを合わせるレンズの役目をしています。

眼球のまわりには「外眼筋《がいがんきん》」と「内眼筋《ないがんきん》」という筋肉があります。

「内眼筋」とは、眼球の内側にある筋肉で、「毛様体筋」と「虹彩筋《こうさいきん》」があります。毛様体筋は近くを見るときは緊張して水晶体を厚くし、遠くを見るときは緩んで水晶体を薄くすることは先ほどご説明しました。

虹彩は眼の真ん中の色のついている部分です。カメラでいう「絞り」の役目をします。虹彩の中には「黒目」と呼ばれる丸い部分（瞳孔）があります。虹彩筋が伸び縮みをすることで、瞳孔が大きくなったり小さくなったりして光の量の調整をします。

「外眼筋」は、眼球の外側にある筋肉で、大きく分けて上斜筋《じょうしゃきん》と下斜筋《かしゃきん》、上直筋《じょうちょくきん》と下直筋《かちょくきん》、外直筋《がいちょくきん》と内直筋《ないちょくきん》の6つがあります。これらの筋肉がバランスを取りながら、内側・外側を見る、上や下を見る、回すなどの「眼球運動」を可能にしているのです。

先ほども述べたように、老化で硬くなってしまった水晶体を元に戻すのは難しいのですが、緊張した毛様体筋をほぐしたり、外眼筋などの筋肉を鍛え直したりすることがビジョントレーニングで可能です。

眼を動かす筋肉

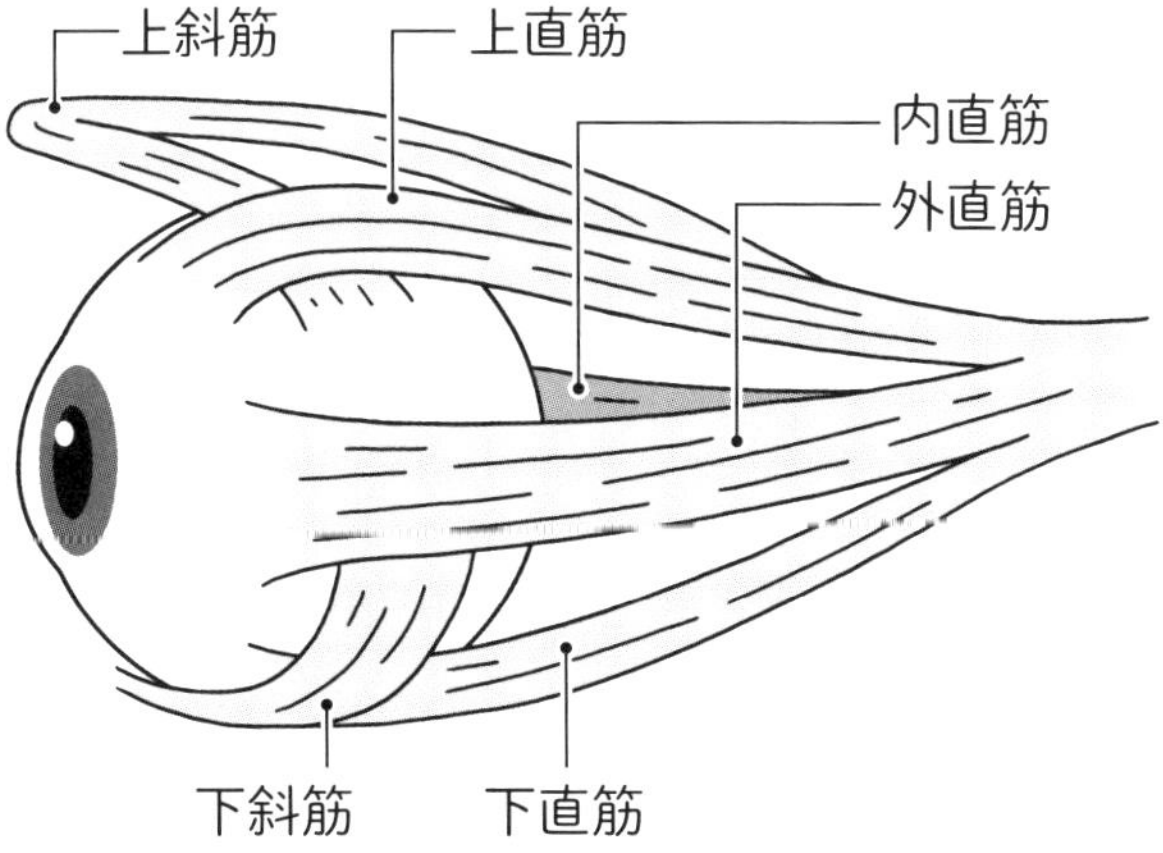

あなたの「老眼度」はどのぐらい？
――４つのテストで今すぐセルフ診断

「視る力」についてご理解いただけたところで、再び老眼に「眼を転じて」いきましょう。

ここでは実際に、眼と手を動かして「老眼度」をチェックしてみましょう。

老眼度テストでは、**①ピントを合わせる力（ピント調節力）**、**②両眼を寄せる力（眼球運動力）**、**③眼のジャンプ力（眼球運動力）**、**④視空間認知力**の４つについてチェックしていきます。これらが老眼にどう関係するかは後の項目で説明します。

まずはご自分の〝老眼度〟を把握してみてください。

ただし、老眼かどうかの確定診断は眼科医院で行なってください。ここではあくまで老眼になっているかどうかの可能性を見ます。

＊老眼度テストは、近眼の人は普段かけている眼鏡やコンタクトをつけた状態で行なってください。

Test 老眼度テスト① ピントを合わせる力(ピント調節力)

どれだけ近くにピントを合わせることができるか、ピント調節力のテストです。

片眼をつぶって下の文字を40センチ程度離して見てみてください。どうでしょうか、ピントが合いますか?

同様にもう片方の眼でもチェックしてみてください。

40センチ離した状態でピントが合わず、ぼやけてしまうようなら「老眼」がはじまっている可能性があります。

Alice was beginning to get very tired of sitting by her sister on the bank, and of having nothing to do: once or twice she had peeped into the book her sister was reading, but it had no pictures or conversations in it, "and what is the use of a book," thought Alice, "without pictures or conversation?"

So she was considering in her own mind (as well as she could, for the hot day made her feel very sleepy and stupid), whether the pleasure of making a daisy-chain would be worth the trouble of getting up and picking the daisies, when suddenly a White Rabbit with pink eyes ran close by her.

There was nothing so very remarkable in that; nor did Alice think it so very much out of the way to hear the Rabbit say to itself, "Oh dear! Oh dear! I shall be late!" (when she thought it over afterwards, it occurred to her that she ought to have wondered at this, but at the time it all seemed quite natural); but when the Rabbit actually took a watch out of its waistcoat-pocket, and looked at it, and then hurried on, Alice started to her feet, for it flashed across her mind that she had never before seen a rabbit with either a waistcoat-pocket, or a watch to take out of it, and burning with curiosity, she ran across the field after it, and fortunately was just in time to see it pop down a large rabbit-hole under the hedge.

老眼度テスト② 両眼を寄せる力(眼球運動力)

眼球運動力のうち、近くを見るのに必要な「両眼を寄せる力」をチェック。

顔の前30センチほどの位置に手を伸ばし、人差し指を立て、指先に視線を合わせます。そしてだんだん自分に近づけていきます。

だんだんと「寄り眼」になっていきますが、あるところで2本に見えてしまうポイントがあると思います。

そのポイントが自分から何センチぐらいかをチェックしてみてください。

このテストで5センチぐらいまで2本にならずに見ることができたら、「両眼を寄せる力」がしっかり働いています。

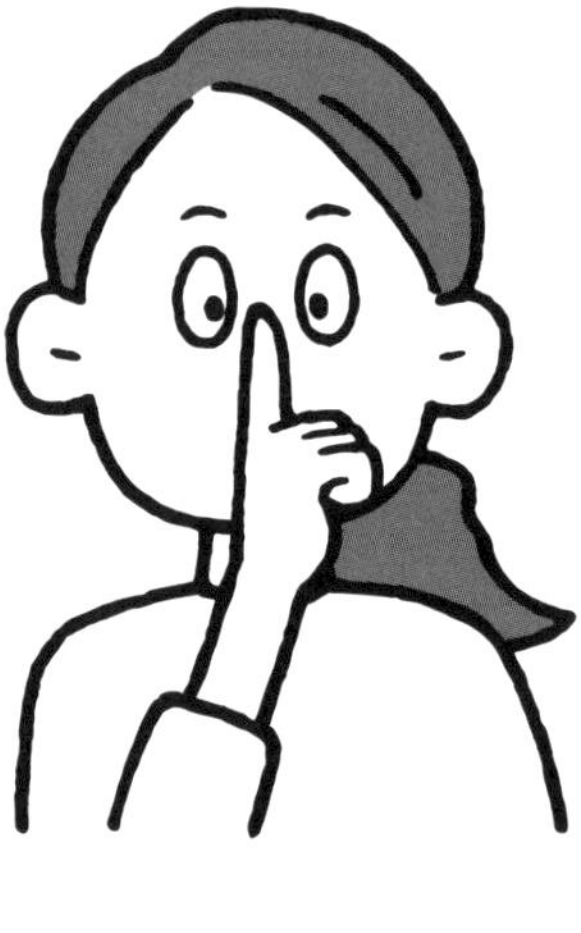

それよりもっと早く2本に見えてしまった場合は「両眼を寄せる力」が弱まっている可能性があります。

またこのテストでもうひとつチェックしていただきたいことがあります。**両眼を寄せるとき、ちゃんと両方の眼が寄っているかどうか**です。というのも、右眼だけ寄っていないとか、左眼だけ寄っていないということがあるのです。

要は均等に寄り眼ができているかどうかがポイントです。これは自分ではチェックできないので、ご家族など、どなたかに見てもらってください。

両眼を寄せる力が弱いと……

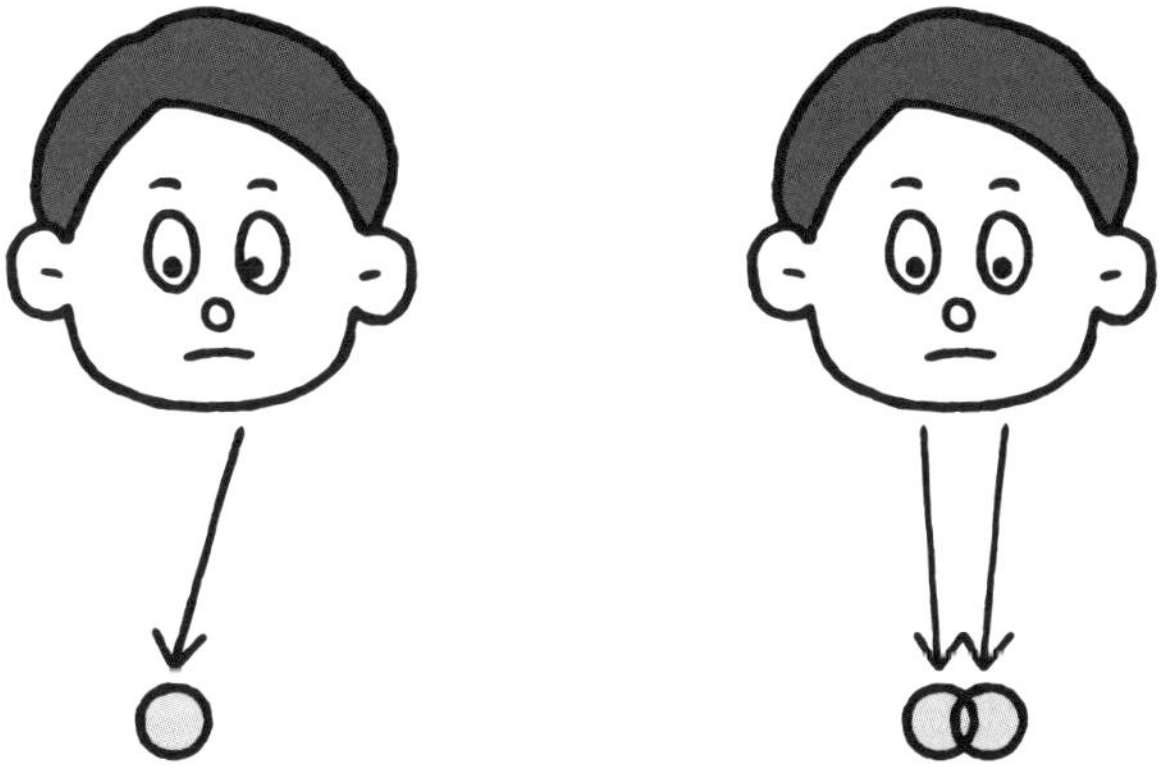

外にずれている片方の眼の情報が脳で無視させているので１つにしか見えない。片眼で見るクセがついている

両眼を寄せられず二重に見える

Test 老眼度テスト③　眼のジャンプ力（眼球運動力）

眼球運動力のうち、眼を点から点へなめらかに動かせるかどうかを見ます。

両手の親指を立てて30センチ程度に離します。顔から、やはり30センチ程度離して、右左、右左にすばやく眼を動かします。10秒間で10往復が目標です。

余裕がある人は、上下、斜め方向（右斜め、左斜め）も同様にチェックしてみましょう。

眼鏡をしている方は、眼鏡のフレームが邪魔になることがあります。そのときは外してやってみましょう。

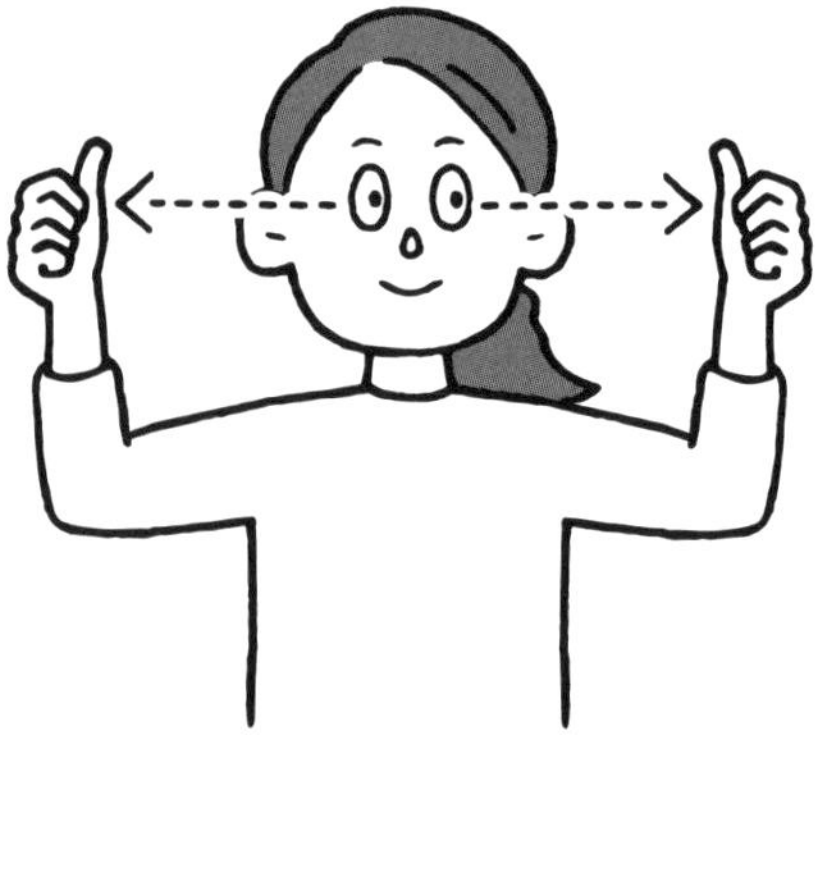

このテストで30センチに離した親指が見えづらかったり、動かしている途中で眼が止まってしまったりする場合は**「眼を動かす力」が衰えている可能性**があります。

このテストのポイントは、**顔をできるだけ動かさないこと**です。

眼が動かない人は無意識のうちに顔を動かして「見よう」としてしまいがち。それでは正しいチェックができません。

実は見えづらい人は普段から顔を動かして「見たつもり」になってしまっていることが多いのです。

可能なら、顔が動いていないかを誰かにチェックしてもらうといいでしょう。

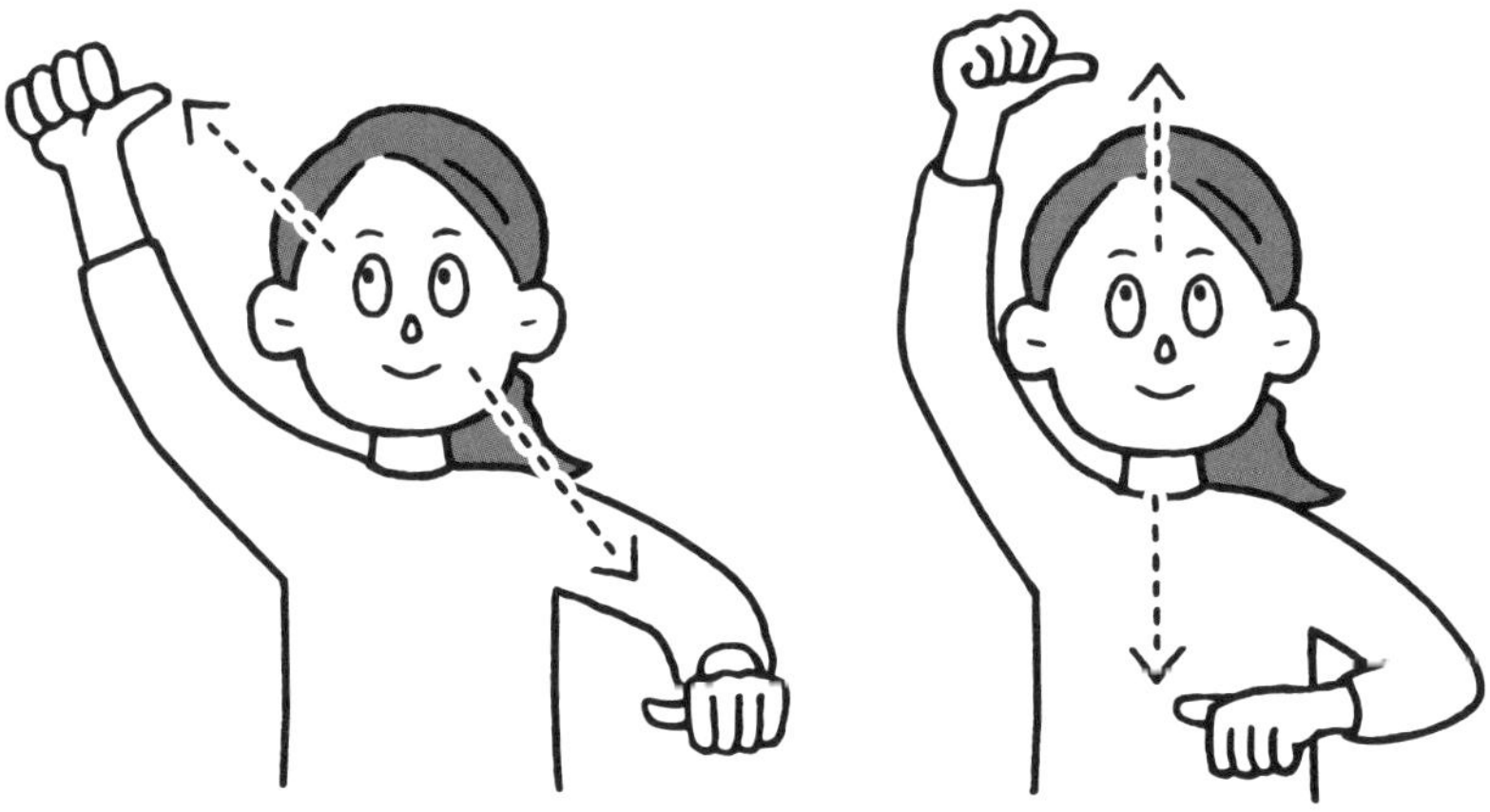

Test 老眼度テスト④　視空間認知力

眼で見たものを脳でしっかり認識できているかどうかをチェックします。

ステップ1

下の図を20秒見てください。目を閉じて、頭の中で形と順番を思い出してみましょう。

ステップ2

本を閉じて、覚えた通りに紙に書き出してみてください。できた人は、反対からも書いてみましょう。

うまく覚えられなかった、覚えられたけれどうまく書けなかったという人は、「視空間認知力」が低下しているかもしれません。

○☆♡△◇

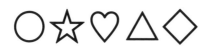

「できなかった人」にこそ可能性がある！

いかがでしたか？

「全然できなかった」「難しかった……」という方もいるかと思います。

講演会などで、みなさんにこれらのテストをやっていただくと「全然眼が寄せられない！」「こんなにも眼が動かないのか……」という声が上がります。

現代人の生活ではこうした動きをすることがあまりないので、難しく思われるのも仕方のないことです。

でも大丈夫。**そういう方こそ、本書で紹介する「ビジョントレーニング」で「視る力」を改善する余地が大いにある**のです。

このテストは現在のご自分の眼の状態、どれだけ老眼になっているか、どれだけ眼が動きづらくなっているかを自覚していただくためのものと考えてください。

みなさんご自身の〝老眼度〟をご認識いただいたところで、どうしたら老眼がよくなるのか、「老眼を改善する方法」を探っていきましょう。

重要なことなので繰り返しますが、老眼は「視る力」の中でも、主に、

①「ピント調節力」
②「眼球運動力（眼の動き）」
③「視空間認知力」
の3つの力が衰えることで起こります。

このうち、①「ピント調節力」についてはすでに述べました。

次章では、②「眼球運動力（眼の動き）」、③「視空間認知力」について説明していきましょう。

Pick up!

老眼度テスト、あなたは何が得意で何が苦手でしたか？

Part 2

眼と脳の「チームワーク」が老眼回復の重要なカギ！

「眼の運動不足」になっていませんか？

「眼球運動力（眼の動き）」の低下と老眼は深く関わっています。

そもそも、「眼球運動とは何か」というと、これにはいろいろな働きがあります。

たとえば、①動いているものを眼で追う**「追従《ついじゅう》性《せい》眼球《がんきゅう》運動《うんどう》」**、②ある点から別の点まで眼をジャンプさせるようにすばやく動かして移動させる**「跳躍《ちょうやく》性《せい》眼《がん》球《きゅう》運動《うんどう》」**、③両眼が協力してピントを合わせる**「両眼のチームワーク」**などです（詳しくは「基本トレーニング」92ページ〜で解説しています）。

眼の動きが悪くなると、「視る力」が低下して、文字の読み飛ばし、単純な入力ミスなどが起こりやすくなってしまいます。

眼の筋肉も使わないと退化する！

老眼度テストを行なうと「眼が動かない！」とビックリされる人が多いと述べましたが、現代人はパソコンやスマホなど小さな画面を見ることが多く、**「大きく眼を動かす」**ことがなくなってきています。

みなさんも、ちょっとご自分の普段の生活を考えてみてください。

遠くの動くものを眼で追ったり、広い場所で探しものをしたりといったように、眼を大きく動かす機会はなかなかないのではないでしょうか。

デスクワークの人、家にいることが多い人は特に、眼の動きが「小さい範囲」に限定されがちです。

小さい範囲でしか眼を動かさないと、**眼球のまわりの筋肉が固まってしまい、眼が動きづらくなります**。これを私は**「眼の運動不足」**と呼んでいます。

体の筋肉と同じように、「眼の筋肉」も使わないとどんどん退化し、いざ動かそうとしても動きづらくなってしまうのです。

現代人はみなさん、多かれ少なかれ、「眼の運動不足」になってしまっていると思います。

体の運動不足と違って、眼の運動不足はなかなか自覚できないものです。知らず知らずのうちにもひどい「運動不足」になっているかもしれません。

しかし逆に考えれば**眼の運動不足はトレーニングで解消できます**。

眼がしっかり動くようになれば、老眼、「視る力」が改善して、見やすくなる可能性は大いにあるわけです。

Pick up!

「眼の筋トレ」をはじめよう!

眼球運動には……

1　追従性眼球運動

動いているものを眼で追う

2　跳躍性眼球運動

視点をジャンプさせる

3　両眼のチームワーク

両眼で協力して見る

などがある

車の運転にも絶対欠かせない「両眼のチームワーク力」！

眼球運動の中でも老眼と大きく関わっているのが**「両眼のチームワーク」**です。

私たちは近くのものを見るとき、自然と両眼が寄って**「寄り眼」**になり、遠くのものを見るときは両眼が離れた**「離し眼」**になります。

2つの眼が協力しながら働いて、はじめて対象物にピントが合うのです。

この両眼のチームワークがうまくいっていないと、**うまくピントが合わずにぼやけて見えたり、ものが二重に見えるなど、見えにくさの原因になってしまいます。**

また両眼のチームワークがうまくいかないと「深視力《しんしりょく》」も低下します。

「深視力」とは、**両眼で物体を立体的に見たり、物体までの距離などを知覚・推測したりする力のこと**です。自動車の大型免許を取得する際には、この深視力を測る試験に合格しなければなりません。

たとえば、針に糸を通すとき、手元が見えにくいだけでなく、「距離感」がわかりづらいと感じたことはありませんか？　これは両眼のチームワークがうまく働かず、「深視力」が低下しているからです。

老眼に直結する「両眼を寄せる力」の低下

そしてこの両眼のチームワークのうち、**近くにピントを合わせるために不可欠となるのが「両眼を寄せる力」です。老眼で近くのものが見えづらいのは、「両眼を寄せる力が弱い」ということも大きな原因**なのです。

「両方ともうまく寄せられない」人もいれば、「片方の眼は寄っているけれど、もう片方は寄っていない」という人もいます。

Pick up!

「両眼を寄せる力」が低下すると近くのものが見づらくなる

字が下手、勉強・運動が苦手……すべて眼が原因だった!?

「両眼を寄せる力」は眼の運動不足や加齢とともに衰えることが多いのですが、もともと子どものときから弱いという人もいます。

「両眼を寄せる」などの視覚機能は生後ゆっくり発達していき、通常は6歳ぐらいまでに土台が出来上がります。しかしなんらかの原因によってうまく発達できないことがあります。

両眼を寄せる力が弱いと、「字を読むのが苦手」「字がうまく書けない」といった問題が起こり、それによって勉強嫌いになってしまうお子さんも多いのです。中にはそれがきっかけで学校に通えなくなってしまうケースもあります。

しかしビジョントレーニングで「視る力」をつけることによって、みるみる学習能力が向上することはきわめてよくあります。

私（著者）も「両眼を寄せる力」が弱かった！

実は**私自身も、子どもの頃から「両眼を寄せる力」が弱かった**ひとりです。

私は学生時代、アメフト（アメリカンフットボール）をやっていましたが、ボールをキャッチするのが下手で、落としてしまうことが度々ありました。

当時は単純に技術やセンスが不足しているのだと思い、ひたすら練習に励み、ウエイトトレーニングも必死にやっていたのですが、結局あまり上達しないまま、競技人生を終えることとなりました。当時はこれが自分のプレイヤーとしての限界だと思っていました。

ところが後に留学したアメリカの大学院で、それが「両眼を寄せる力」の問題であったことに気づきました。検査をしたところ、私は**「両眼を寄せる力」が極端に弱いことがわかった**のです。ボールを上手に受け取れなかったのはこのせいだったのです。

思えば子どもの頃から、その傾向はありました。

本を読んでいると1行が二重に見えることがよくあったのです。大人になってからもそれは続いていて、留学中、論文の文字が二重に見えて、読むのに難儀したものです。英語の論文は細かい字がびっしり並んでいるので特に大変でした。

でも自分にとってはその見え方が普通だったし、少なくとも日常生活には特に不自由はなかったので、気づく機会がなかったのです。

このことに気づいてビジョントレーニングを行なったことで**「両眼を寄せる力」が鍛えられ、見え方が劇的に改善**しました。これには私自身、大いに驚きました。論文も集中して読めるようになり、非常に楽になりました。

この「両眼のチームワーク」「両眼を寄せる力」が弱いという人は実は私だけではなく、意外と多いのです。**「両眼のチームワーク」「両眼を寄せる力」のいずれもビジョントレーニングで鍛えることができます。**ビジョントレーニングで見えにくさを改善していきましょう。

Pick up!

ものが二重に見える人は「両眼のチームワーク」が乱れている可能性大。

Column②

「オプトメトリスト」って何をする人？

オプトメトリスト、オプトメトリー・ドクターとは、眼の機能を検査し、その人に合った最適なトレーニングの指導を行なう「視覚機能の専門家」です。

オプトメトリストは日本語では「検眼士《けんがんし》」と訳されますが、検眼だけでなく、眼の機能改善のためのトレーニングも行ないます。

オプトメトリストは現在、アメリカ、ヨーロッパ、アジアなど世界45カ国以上で国家資格として認められています。特にアメリカでは100年以上の歴史があり、多くの人がオプトメトリストのもとでビジョントレーニングに取り組んでいます。

アメリカの場合、眼科や眼鏡店で視力の計測を行なったり、眼鏡・コンタクトを処方したりするのはオプトメトリストの役割です。また独立してクリニックを開業しているオプトメトリストもいます。

オプトメトリストと眼科医はどう違うか大まかにいうと、眼科医は「眼の病気」の診断をして治療を行ない、オプトメトリストは「見る機能」のトレーニングを担当します。

日本では海外のオプトメトリストと同等の資格はありません。しかし近年では海外で学んで資格を取ってきた人が日本国内でオプトメトリストとして活動を開始するケースも増えてきています。

私もアメリカの大学院でオプトメトリストの米国国家資格「ドクター・オブ・オプトメトリー」を取得しました。

このとき思ったのは「視力ではなく、『視る力』を鍛える」という概念を日本でも広げることができれば、多くの人の悩みを救えるということです。

そこで帰国した1999年に、「視機能トレーニングセンター JoyVision」を開設し、ビジョントレーニングの活動をはじめました。

当時日本では、ごく一部の視覚機能に問題を抱えている人やスポーツ選手がビジョントレーニングに取り組んでいるぐらいで、知名度もなく、ほとんどゼロからのスタートでした。

しかし体験した方がほかの方を紹介してくださったりして、徐々に日本全国から多くの方が検査を受けに来られるようになってきました。

視覚機能に問題のある大人、学習不振に悩むお子さん、老眼をよくしたい高齢者まで、現在までに5000人以上の視覚機能の検査、トレーニングに関わってきました。やはり、日本でも視覚機能に悩む人は大勢いたのです。

またプロ野球選手やボクサーなど、プロのアスリートへのトレーニング指導も多く行なっています。


2009年には「一般社団法人　視覚トレーニング協会」を設立し、全国で視覚機能トレーニングの指導者養成を行なっています。

今後は、さらにビジョントレーニングを全国に普及させ、視覚機能に悩む人をひとりでも多く救いたいという思いで活動を続けています。

ビジョントレーニングは「脳」も同時に鍛えられる！

老眼の原因となるポイントの3つ目は**「視空間認知力」**です。

「視空間認知」とは眼で見たものの形や色、特徴、位置、向き、人の顔などを脳で正確に認知する機能のことです。外のものだけでなく、自分の体に関するイメージ（ボディイメージ）も視空間認知力の一種です。

前述の通り、「見る（視る）」ということは、ものを見て、それが何であるかを脳で認識し、思考し、行動することまでをいいます。

私たちはまず対象物を眼でとらえ、それを脳に送ります。見たものが何か、どんなものかを認識（視空間認知）するのは「脳」の機能なのです。つまり、**ものを見るということには「脳の働き」が非常に大きい**ということです。

眼だけでなく、脳全体でものを見ている！

もう少し詳しく説明すると、脳（大脳）には前頭葉《ぜんとうよう》、頭頂葉《とうちょうよう》、後頭葉《こうとうよう》などさまざまな部位があり、それぞれに役割があります。

まず眼から入った情報は「後頭葉」に送られます。後頭葉には「視覚野《しかくや》」という部位があり、空間理解を司る「頭頂葉」と連携して、ものの形や動き、人の顔などを認識します。

次にこの情報は「前頭葉」に送られます。前頭葉は思考や感情、理性などを司る部位です。送られてきた情報を理解し、感情として味わったり、行動を促したりするための意思決定を行ないます。

しかし残念ながら脳はどうしても老化とともに衰えてしまいます。脳の機能が低下すると、眼から情報が送られてきても、それが何かを認識する働きも落ちるため、結果として「見えづらい」という現象が起こります。

つまり、**老眼には「眼（の筋肉）の衰え」だけでなく、「脳の衰え」も大きく**

関係しているのです。

「それじゃあ、年を取ったら見えづらくなるのは仕方がないの？」

みなさん、このような疑問を持たれることでしょう。

安心してください。あたりまえですが、**脳は鍛えることができます**。

ビジョントレーニングで脳を鍛え、眼と脳の連携を図ることにより、脳全体、とくに視空間認知力が向上し、これまで以上にしっかりものを視ることが可能になります。

視空間認知トレーニングでは、32ページで体験していただいたように、

見ることは眼と脳の共同作業！

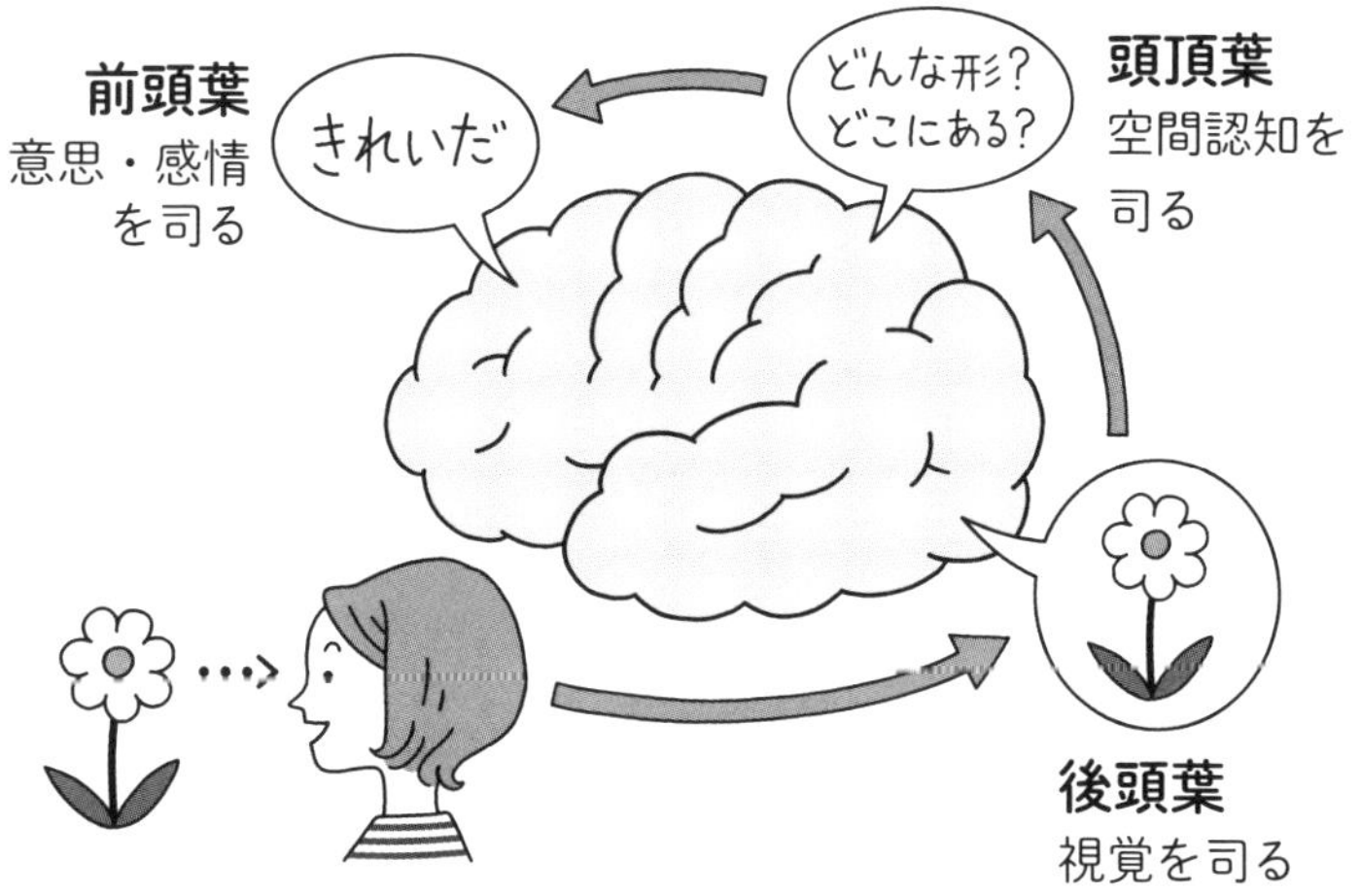

見たものの形や大きさ、位置などを正しく認識して記憶したり、記憶したものを頭の中のイメージで操作したりする作業を行ないます。**これはそのまま脳のトレーニングになり、続けるうちに視空間認知力は向上していきます。**

このトレーニングは、最初は「難しくて全然できない」という人も多いのですが、続けるうちにだんだんできるようになります。**眼と脳がしっかりつながりはじめる**からです。

視空間認知力がアップすると、ものがハッキリと見えるようになるのはもちろん、忘れものやなくしものが減ったり、整理整頓が上手になったりします。また記憶力がよくなり、仕事の流れをイメージしやすくなったり、作業効率が上がったりします。人の顔を覚えるのも得意になるかもしれません！

Pick up!

「脳」でシッカリ見ていますか？

Column③

日本はビジョントレーニングの後進国？

ビジョントレーニングは、もともとアメリカで空軍パイロットの訓練プログラムとして開発されたトレーニングです。

パイロットはレーダーだけでなく自らの眼でも状況を判断する必要があります。また、飛行中の視界不良や死角への対応も求められますから、視覚機能の訓練は必要不可欠だったわけです。

現在アメリカではビジョントレーニングはかなり一般に浸透しています。日本の学校の場合、視覚に関する検査は主に視力測定のみですが、アメリカでは視力測定に加え、「眼球の動き」や「認知力」も調べます。検査を担当するのはオプトメトリストです。

もちろん視覚機能になんらかの問題がある場合、トレーニングを行ない、改善を促します。

私たちは視力が悪ければ日常生活に支障をきたしますから、一定レベルまで見えるように眼鏡などで矯正します。「視覚機能も同じように一定レベルにまで引き上げる」という考えがアメリカでは一般的になっているのです。

また学習障害や発達障害の子どもの教育の現場にも、ビジョントレーニングは積極的に取り入れられています。

日本ではまだまだビジョントレーニングの知名度は低いのですが、少しずつ学校や家庭、学習塾などで取り入れられるようになってきています。

もっと多くの人にビジョントレーニングが広まれば、「見えづらい」「見えない」という悩みが解決できるはずです。

Part 3

眼の使い方で、脳がみるみる若返り、10倍パワーアップ！

脳が衰えると老眼が進む、老眼が進むと脳が衰える「悪循環」

前章で**「ものを見る」**ということがいかに**「脳」**と関わっているかについて述べました。

老眼の改善のためにはビジョントレーニングによって「脳（認知機能）」をパワーアップさせることが欠かせないことがおわかりいただけたと思います。

もちろん老眼の予防・改善にとどまらず、認知症の予防や仕事のパフォーマンスアップのためにも脳の機能を維持することは非常に大事です。

少し前、『ケーキの切れない非行少年たち』（新潮社）という本が話題となりました。**非行少年の中には「ホールケーキを3等分に切ることができない子ども」が少なからずいる**というのです。それはなぜかというと**「視覚認知機能」に問題**

があるからだといいます。

もちろん理由はそれだけではありませんが、視覚認知機能が弱いと、目の前で起きている状況を正確に把握することが難しくなり、衝動的に行動してしまいやすくなると考えられます。ちなみに、アメリカの少年院でビジョントレーニングを実践したところ、再犯率が大幅に下がったという報告もあります。

このように、「視る力」というのは、物事を正確に判断して、行動を起こすことに直結しているのです。

視力が悪いと認知症のリスクは3倍に!?

私たち人間の脳は、加齢とともに機能が衰えてしまいます。すると眼の動きや視空間認知力も低下してしまいます。

この**「認知力の衰え」**も老眼の大きな原因であると述べました。

当然ですが、老眼になると見えづらくなります。見えづらくなると「見よう」

という気力が低下してしまいます。

ここで大きな問題なのが、**「見ない」ことで「脳への情報量」が減ってしまう**ということです。

つまり**老眼によって見えづらい、見えづらいから認知力が衰える、それによってさらに見えづらくなり老眼になる……という「悪循環」**が起こりかねないわけです。出かけるのも億劫になり、引きこもりがちになります。これが進行すると認知症の引き金にもなってしまいます。

実際に高齢者を対象とした調査で、視力が悪いと認知症になるリスクが2倍から3倍にもなるという結果が出ています。

逆に元気な高齢者はよい視力を維持しているそうです。

眼の働きがいかに脳（認知力）に関係しているかを物語る結果だと思います。

老眼の改善は認知症を予防するためにも重要なことです。

Pick up!

老眼を改善することでＱＯＬが上がり、認知症も防げる！

たった3秒の眼球運動で前頭葉の血流がアップした！

ビジョントレーニングがどのように脳を活性化するかについて、以前、こんな実験を行なったことがあります。

59ページの画像は、脳画像診断の権威である加藤プラチナクリニック院長の加藤俊徳《としのり》先生に依頼して、眼球運動をしているときの脳（前頭葉）の血流量を測定してもらったものです。

脳が働くと、脳細胞が活性化するため血流量が増えます。逆に脳が働いていないときは脳の血流量は下がります。つまり**脳が活性化されているかどうかは血流量で見ることができる**わけです。

調べたのは、①ゆっくり動いているものを眼で追う「追従性眼球運動」、②ある1点から別の1点に視線をすばやくジャンプさせながら見る「跳躍性眼球運動」、③「寄り眼」をするときの「輻《ふく》そう性眼球運動」の3パターンです。

左ページの図をご覧いただければおわかりのように、3パターンともそれぞれの脳の違う部位の血流がアップしています。

①の「追従性眼球運動」では眼球運動の司令塔とされる部分の血流がアップしているのが見られます。②の「跳躍性眼球運動」を行なったときは、前頭葉の血流がそれより広範囲にアップしています。③「輻そう性眼球運動」では前頭葉の前の部分（前頭前野）の、集中力や意志的な活動を司る部分が活性化されることがわかりました。

前頭葉はイメージする、集中する、感情をコントロールする、意思決定をするなど脳の中で重要な場所です。

ビジョントレーニングで脳の働きがよくなることが実証されたことになります。

Pick up!

眼球運動で、脳細胞が活性化する！

脳の血流がアップした！

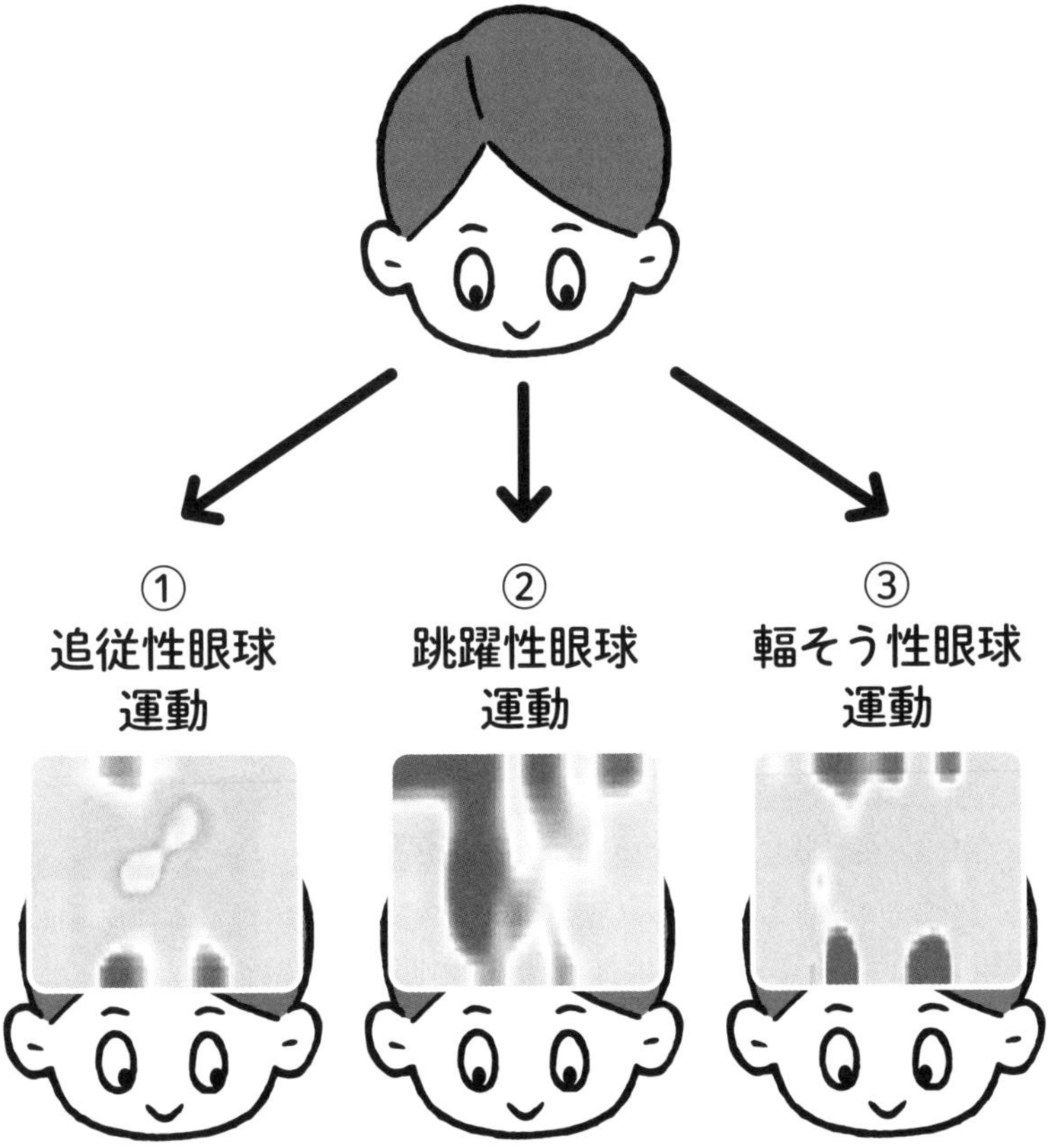

動いているものを眼で追う（3秒）

点から点へ視線をすばやくジャンプさせる（10往復）

寄り眼（5秒）

＊血流の多いところが暗く、少ないところが白く写っています。

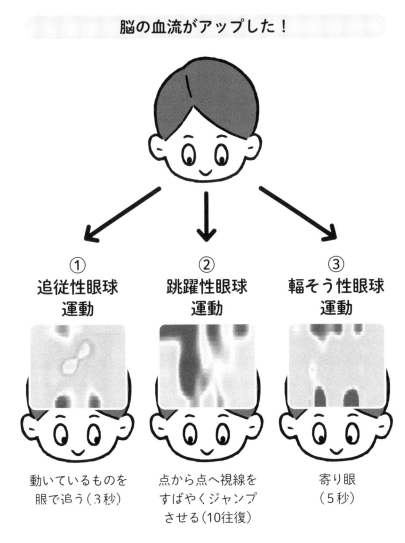

「眼の運動不足を放っておく」と脳に起こる怖いこと

「眼」と「脳の活性化」の関係性については、こんな研究結果も出ています。

テレビゲームや携帯ゲームなどを長時間行なうと、脳の前頭葉（前頭前野）の働きが悪くなるというものです。**ゲーム時間の長い子どもほど言語能力が低い傾向にあり、3年後にはさらにその傾向が強まった**というものです。

あくまで私の見解ですが、この原因のひとつに**「眼を動かさないこと」**があると思っています。前項で述べたように、眼球運動の司令塔は前頭葉にありますので、眼を動かさなくなってくると前頭葉の血流が低下していくことがあります。前頭葉は認知、判断、意欲、実行力も担っている場所です。

テレビゲームというのは非常に小さな眼の動きに限定されてしまうし、それを長時間行なうとなると、より悪影響をもたらしてしまうのではないでしょうか。

眼を動かさないと意欲がなくなる？

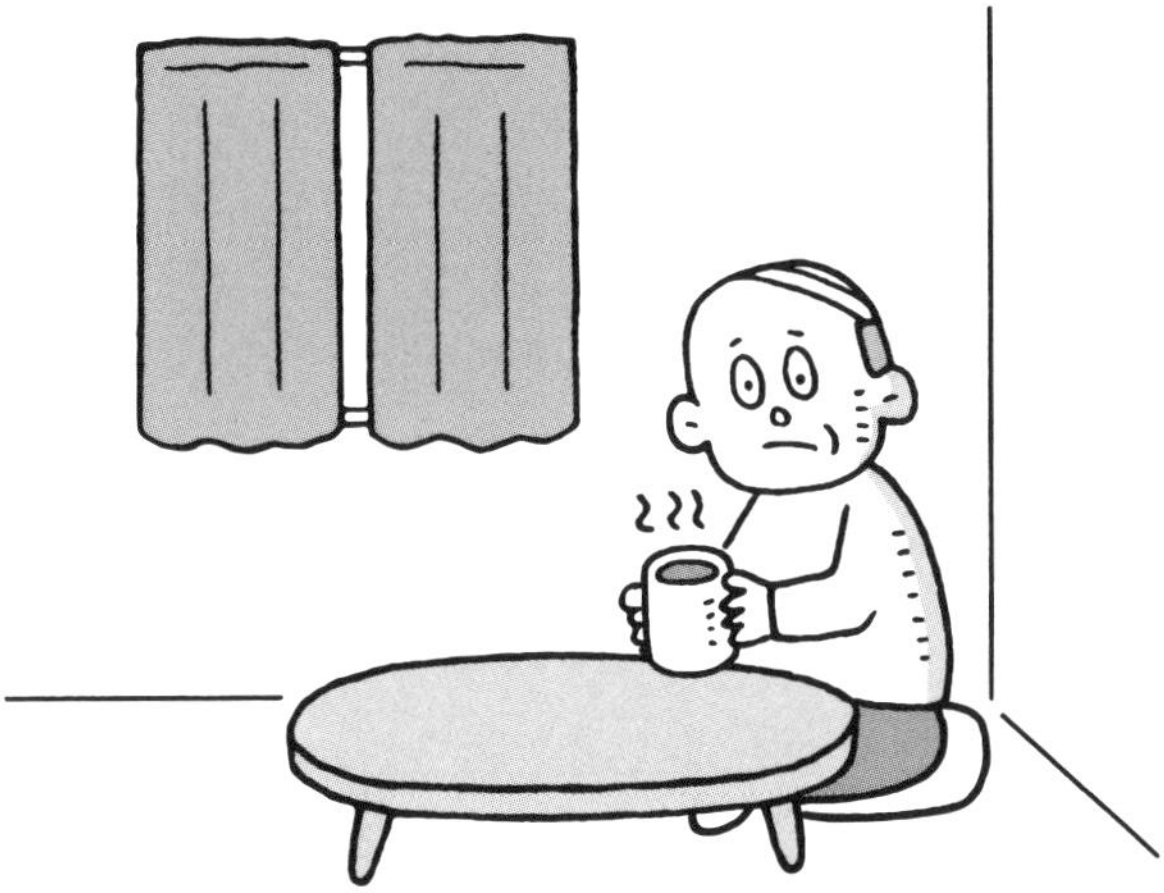

これは子どもの問題ばかりではなく、スマホを長時間見る大人にもいえることだと思います。

さらには高齢者の方で、外に出るのが不安などの理由で引きこもり状態になってしまっている人もやはり、眼の動きが不足し、**脳の働きがどんどん悪くなっていってしまう**ことが心配されます。認知症になっている方はほとんど同じ場所を見ていて、あまり眼を動かそうとされていません。

でもそういう方も、ビジョントレーニングを試すことで脳がシャキッとして、外出する意欲が湧いてきたという話は非常によくあります。

ビジョントレーニングで、脳は何歳からでも進化する！

このような話をすると、少々不安になってしまったという人もいるかもしれませんね。

しかし脳は何歳からでも進化します。90歳になっても頭脳明晰で仕事を続けている人もいれば、70代前半で早々と老け込んでしまう人もいます。

いつまでも若々しい脳を保ちたいというのは誰しもの願いだと思います。認知症にならないためにも、いつまでもイキイキと若々しい脳を保つためにも、**ビジョントレーニングでしっかり眼を動かし、脳を活性化させて**いきましょう。

Pick up!

人間の脳には無限の可能性がある！

ますます注目が集まる！「発達障害支援」とビジョントレーニング

私は長年、発達障害を抱えた子どもに対してビジョントレーニングの指導を行なってきています。

学習や日常生活において苦手なことや困難を抱えている子どもたちの中には「視覚機能」に問題がある子どもがいます。

視力がよくても、文字が二重に見えて教科書が読みづらかったり、音読をするのに文字を飛ばしてしまったり、同じ行を何度も読んでしまったりするのです。

しかし本人にしてみれば、その状態が小さい頃から続いているため、他人と違うことを自覚しづらいものです。また日本においては視覚機能の問題はまだ十分に知られておらず、まわりもそれを指摘することは困難です。

その結果、「勉強が苦手な子」「不器用な子」ととらえられたり、「できないのは努力が足りないからだ」などと間違った指導をされたりすることさえあります。

しかし、そのような子どもたちも、ビジョントレーニングを行なって視覚機能がアップすれば、「見えにくさ」が解消され、さまざまな悩みが解決していきます。またビジョントレーニングを行なうことで、脳（認知機能）が活性化されます。**特に知能において高度な働きを担っている「脳の前頭葉」が刺激されて鍛えられる**ため、生活全般においてよい効果が見られます。

その結果、発達障害の子どもが勉強嫌いを克服したり、運動が得意になったりしたケースは枚挙にいとまがありません。不登校だった子どもが元気に学校に通えるようになったり、友達と楽しく遊べるようになることも多くあります。

現在、少しずつですが、**発達障害の支援策としてビジョントレーニングが取り入れられる**機会も増えてきています。

Pick up!

ビジョントレーニングは親子でいっしょに楽しめる！

まるで瞑想!? 脳波が変わる！ 驚くほどメンタルが整う！

次ページの円グラフは眼球運動中に脳波の変化を測ったデータを元に作成しました。実はこれは私自身が実験台となって行なったものです。

やり方は簡単で、最初の1分間は眼を閉じて何もしない状態を保ちます。次の1分間は薄眼の状態で眼球をゆっくりと左右に動かします。次の1分間もそのまま左右に動かし続けます。

それぞれの脳波がどうなったか、円グラフを見てください。

①開始時にはほとんどβ波が占めていたのに対し、②1分間経過した後ではα波が増え、③2分経過するとα波に加えてθ波が強くなってきています。

私たちは日常、活動しているときはβ波が出ています。α波はリラックスすると出てくる脳波です。α波が出ている状態では集中力が高まり、能力が最大限に発揮できるといわれています。

θ波はよりリラックス状態が深まり、睡眠に入る直前や深い瞑想状態のときに出る脳波です。このとき人は記憶力がグンと高まり、ひらめきが起こりやすいといわれています。つまり**眼球運動を1分間しただけで、脳が快適なリラックス状態になった**ということなのです。

生きていれば不愉快なこと、イライラすることも起こります。

ところが**ビジョントレーニングを行なうことでイライラが減り、気持ちが落ち着く**のです。

さらにいうと、ビジョントレーニングによって脳が活性化すると、**感情をコン**

眼を動かすだけで脳波が変わる！

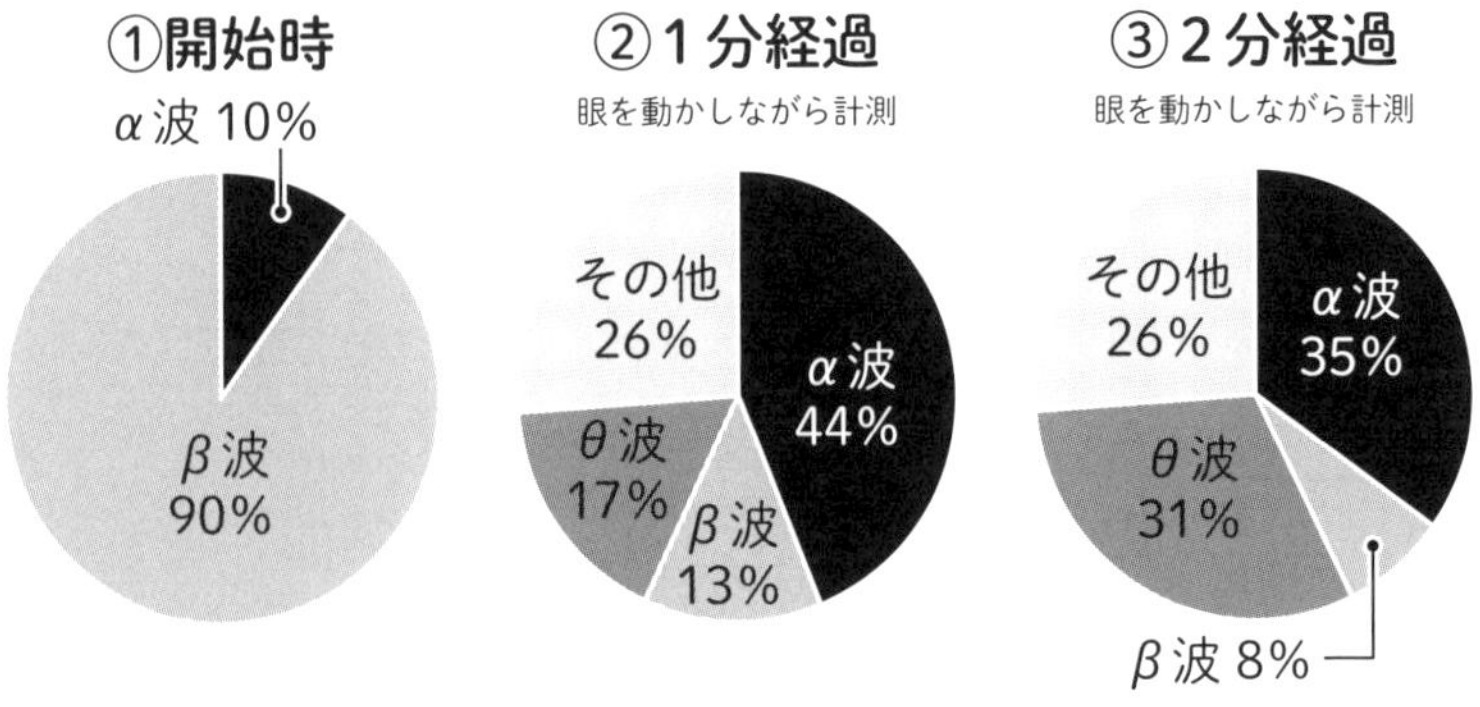

眼を閉じた状態で計測。活動期のβ波が多い

α波が増え、集中力が高まっている状態

θ波が増え最高のリラックス状態

トロールする力が高まり、少々のことでイライラしなくなっていきます。

緊張やイライラを鎮める「1分間眼球振り子運動」

この実験データから発案したのが**メンタルを整える「1分間眼球振り子運動」**です。

「1分間眼球振り子運動」は眼を薄眼にして（つぶってしまってもOK）、左右、上下、斜め上下、ぐるっと円を描くなどの眼球運動を1分間行なうもの(下イラスト)。

最初はゆっくり、そのうちテンポを速くしてもいいし、ご自分が快適なリズム

こっそりできる感情コントロール法！

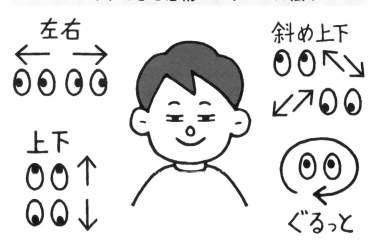

で眼を動かしてみてください。できれば静かな場所で行ないましょう。

この「1分間眼球振り子運動」を行なうだけで、気持ちが落ち着いてリラックス状態を得ることができます。

眼球振り子運動はたとえば以下のようなシーンに使えます。

●仕事のプレゼンや習い事の発表会などの前に
●仕事でミスをしたり、上司に叱られたりなどメンタルが落ちているとき
●なんとなくやる気が起きないとき
●過去の不愉快なことを思い出してしまったとき
●苦手な人と会わなくてはならないとき　……etc.

短時間でもビックリするほど確かな効果があるはずです。

特別なイベントの前だけでなく、普段仕事の合間に行なってもＯＫです。リラックス状態になり、仕事のパフォーマンスがアップしたり、新しいアイデアを思いついたりといったプラスの効果も期待できます。

アンガー(怒り)コントロールにも!

またこの眼球振り子運動は**「怒り」が湧いてきたとき**にも使えます。理不尽なことを言われたとか、夫婦ゲンカになりそうなとき、ついカッとなって言い返してしまいそうなときに、ちょっとだけタイムアウトを取って眼球振り子運動をしてみるのです。1分間でなくても10秒ほどでOKです。

「こんなことで?」と思われるかもしれませんが、やってみれば効果はてきめんです。気持ちが落ち着いて冷静な対応ができるはずです。

一瞬で気分も上向きに!

近年、トラウマやPTSD(心的外傷後ストレス障害)に非常に効果の高い療法として注目を浴びている「EMDR」(Eye Movement Desensitization and

Reprocessing）という心理療法があります。医師やカウンセラーなどの治療者が、患者さんの前で指を一定の速度で動かし、それを目で追いかけてもらうのですが、やっているうちにだんだんイヤな記憶や感情が薄らいでいくという療法です。

これを応用して、私が考案した**「一瞬で気分を上げる方法」**があります。

それは気分が落ち込んだときに、**「目線」を上げる**ことです。気分が落ち込むと、人はつい下を向きがちとなります。この逆をやってみるのです。上を見ることを心がけることで、気分が徐々にでも楽になってくるはずです。

「老人性うつ」が問題となっていますが、**ビジョントレーニングもうつ状態の改善の一助**となるはずです。

Pick up!

上を向くと自律神経も整う！

笑顔もプラスで効果もUP！

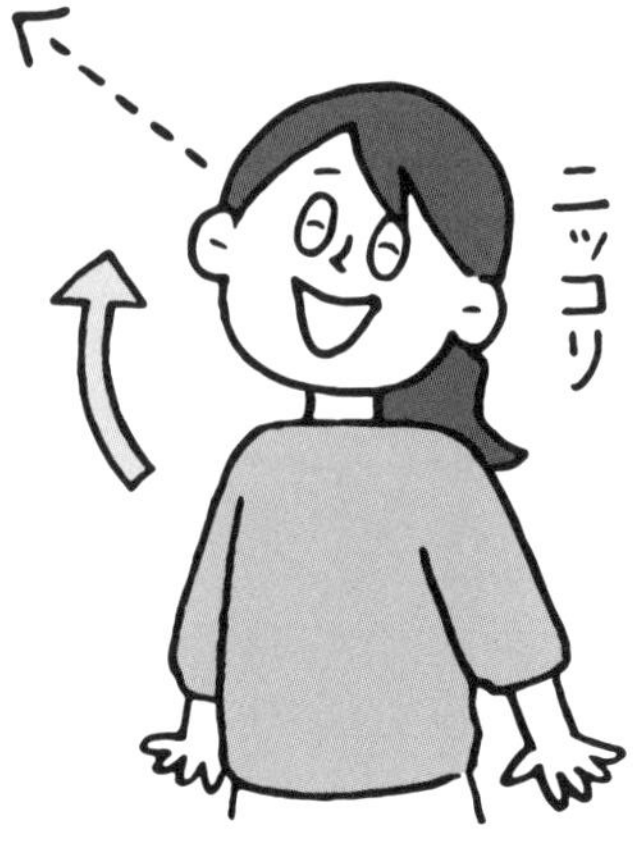

※病気の心配がある方は、医師の診断を受けてください

Part 4

趣味も車の運転もあきらめない！
100歳でも眼鏡のいらない快適生活！

一流のアスリートがこぞってビジョントレーニングを行なう理由

2023年WBC日本代表チームの優勝にも貢献した東京ヤクルトスワローズの村上宗隆《むらかみむねたか》選手が試合前にベンチで必ず行なうルーティーンがあるのをご存知でしょうか。

両手の親指を上下に広げてすばやく眼で追ったり、両手の親指を前後に配置して見たりするなどしている姿がテレビに映ることがあります。

そう、**村上選手は試合前に必ず眼のトレーニングを行なうことで有名**なのです。

村上選手といえばアジア人打者・左打者としてのシーズン最多本塁打記録保持者、史上最年少の三冠王などの数々の偉業を成し遂げたプロ野球界のスーパースターです。その**村上選手の活躍を支えるもののひとつがビジョントレーニングだった**のです。

実はプロ野球界にはビジョントレーニングを取り入れている選手が多くいます。

私も**阪神タイガースの木《き》浪《なみ》聖也《せいや》選手**、**大山《おおやま》悠輔《ゆうすけ》選手**にビジョントレーニングの指導をさせていただいています。

ほかにも、**広島東洋カープの西川《にしかわ》龍馬《りょうま》選手**、**福岡ソフトバンクホークスの近藤健介選手**、**上林《うえばやし》 誠知《せいじ》選手**などもビジョントレーニングを取り入れています。

上林選手は「ビジョントレーニングを行なうと動体視力が向上し、動きがスローモーションに見える」と

ヒットの秘密はビジョントレーニングにあり!?

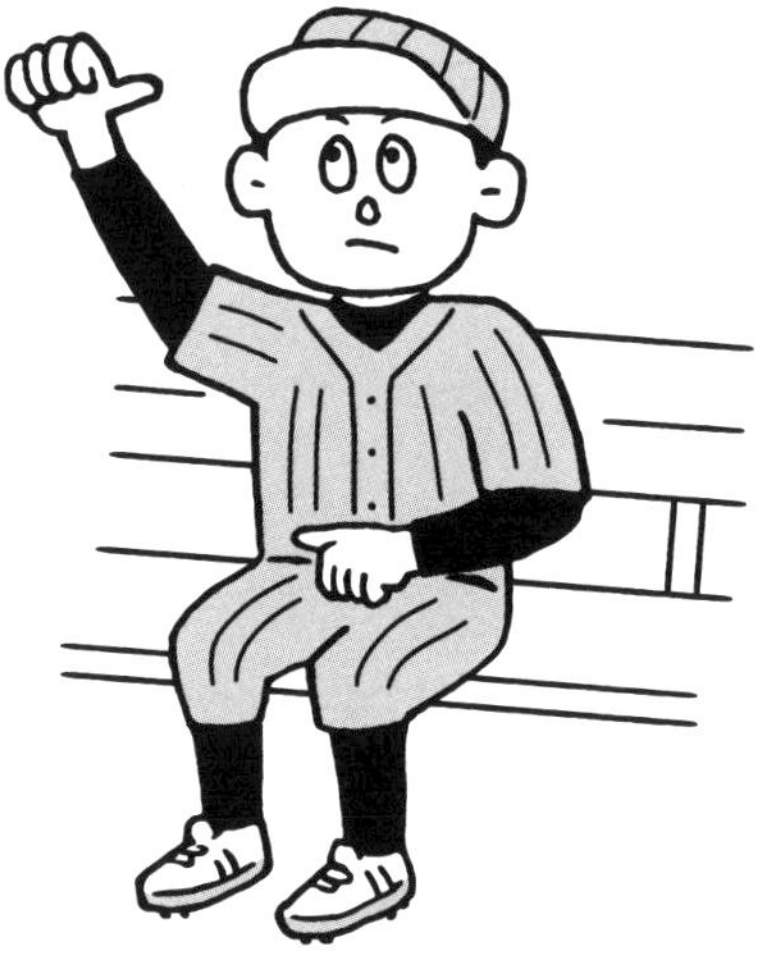

述べているほどです。

また、**読売ジャイアンツ（巨人）は、球団全体でビジョントレーニングを活用**しています。キャンプや試合前のトレーニングとしてビジョントレーニングを行なっている様子がSNSなどで見られます。

もちろんプロ野球だけでなく、一流のアスリートがこぞってビジョントレーニングを取り入れはじめています。

スポーツは視覚で得た情報を瞬時に脳に伝え、それによっていかにすばやく身体を動かせるかどうかが勝負です。

ビジョントレーニングで眼の動き脳の機能を向上させることが非常に有効な手段となるのです。すべてのアスリートが当たり前にビジョントレーニングを行なう時代がやってくることでしょう。

Pick up!

一流スポーツ選手はみんな「視る力」を磨いている！

Column④

金メダリスト村田諒《りょう》太《た》選手にも指導！

ボクシングのロンドンオリンピック金メダリストであり、WBA世界ミドル級チャンピオンの村田諒太選手のビジョントレーニングに関わらせていただいたことがあります。

私がお会いしたときは村田選手が金メダルを獲得した後でした。

オリンピックで日本人ボクサーが金メダルを獲得したのは1964年以来の快挙。しかももっとも選手層が厚く、体格のいい外国人選手に有利なミドル級での金メダル獲得ということで、当時は大きな話題を呼んだものです。

しかし、このすばらしい活躍をされた村田選手も、トレーニングを開始した当初は眼の動きがよくありませんでした。眼を動かすときに眉間にしわが寄ったり、眼ではなく顔を動かして対象物を見たりしていたのです。

31ページで「顔を動かして『見たつもり』になってしまっている人が多い」と述べましたが、村田選手もまさにこのパターンでした。

ボクシングは相手の速いパンチをとらえるために眼の動きが非常に重要なスポーツです。眼の動きが悪いと視野が狭くなり、試合のときに大きなハンデとなります。

この状態で金メダルを取ったのですから、村田選手のポテンシャルにはすごいものがあると驚き、同時に「視る力」を向上させたら、どれほどの進化が見られるかとワクワクしたことを覚えています。

その後、村田選手はビジョントレーニングに大変熱心に取り組んでくださいました。すると、どんどん眼の動きがよくなって、視野も広がっていきました。最終的には「パンチがゆっくり感じられるようになった」と述べています。

それを実証するかのようにＷＢＡ世界ミドル級チャンピオンを獲得するなど、目覚ましい活躍ぶりを見せてくれました。

村田選手は「ビジョントレーニングで眼の動きを鍛えたことが勝利につながった」と喜んでくださり、私も大変うれしく思いました。

人生100年時代、「眼がいいこと」は最大の財産になる！

老眼はある日急になるものではなく、徐々に進行するものですから、なかなか気づきにくいのですが、**「見えづらい」というのは思った以上に仕事や日常生活に影響を及ぼしている**ものです。

本書の冒頭でも老眼で悩んでいる人の声をいろいろ紹介していますが、**みなさん人知れず老眼では苦労しているもの**なのです。

ここで老眼が改善し、**見えやすさを取り戻したらどうなるか、ちょっと考えてみてください。**老眼が改善すると手元が見えやすくなるだけでなく、ケアレスミスが減ったり、作業がスピードアップしたりと、さまざまなメリットが得られます。**日常生活がグンと快適になる**はずです。

以下、老眼を改善することでどんな日常生活が待っているか、7大メリットとして紹介していきましょう。きっとみなさん、ビジョントレーニングに取り組もうという意欲が湧いてくるのではないでしょうか。

老眼改善のメリットその①

仕事や勉強の効率が爆上がりする!

老眼が改善し、「視る力」がつくと、なんといってもピントが合いやすくなり、新聞や本が断然読みやすくなります。パソコン、スマホもグッと見やすくなり、読むのが速くなるので、仕事の作業効率が上がります。また眼の動きがよくなるので、必要な所にパッと眼が行ったり、探している資料をすぐに見つけることができたりします。情報処理が速くできるので集中力もアップします。

趣味も同様です。細かい作業をする手芸や絵画なども、老眼になると行ないづらくなるものですが、**手元が見やすくなれば、そうした趣味も十分楽しむことができます。「視る力」をつけて趣味を存分に楽しんでいただきたい**と思います。

老眼改善のメリットその②

アウトドアやスポーツを思い切り楽しめる！

加齢とともにテニスやゴルフなどのスポーツから遠ざかってしまうという人がいます。体力的な問題もあるかもしれませんが、老眼になり、「視る力」が衰えたことが原因である場合もあるのです。

でも**「視る力」をアップさせることで、球がとらえやすくなれば、再びスポーツを楽しむことができます。**

さらに老眼が改善し、「視る力」が高まると、外に出かけようという意欲が湧いてきます。**外を歩きながら、景色を見たり、お店をのぞいたりすること自体も、格好のビジョントレーニング**になります。すると観察力がつきます。「こんなところに花が咲いていた」「新しいお店ができていた」など今まで気づかなかったことに気づくようになります。宝探しの気分でウォーキングをしたら楽しいかもしれません。

老眼改善のメリットその③

きれいな字が書ける、絵が上手になる

「視る力」が低下すると、眼で見たものを正しく認識することができない（視空間認知がうまくいかない）ため、文字を正確にそろえて書いたり、形を上手に描いたりすることができなくなります。**「昔より字が下手になってきた」**という人がいますが、それは実は視覚機能が低下しているせいかもしれません。

字をきれいに書くためには「視る力」を高めるとともに、「手」を動かして書くことも重要です。前述のように私は発達障害の子どもに対してビジョントレーニングを行なっていますが、最初は漢字が上手に書けなかった子どもが、トレーニングを行なうことでみるみる改善していくケースは非常に多くあります。

字や絵が上手になるとがぜん、書くこと・描くことは楽しくなるものです。書をたしなんだり、絵画をはじめてみたり、絵手紙を書いたりと、趣味の幅が一気に広がります。また、料理が億劫になっていた人も、楽しく料理ができるようになるかもしれません！

老眼改善のメリットその④

記憶力がよくなる!

よく**「人の顔を覚えられない」**という人がいます。これを「脳の働きが悪い」「年のせい」と思っている人もいるかもしれません。しかしこれは前述の**「視空間認知力」の問題である可能性**もあるのです。忘れもの、探しものが多いという場合も同じです。

これまで述べてきたように、「記憶」というのは、たとえば形を見たとき、それを正確に認識して、脳に送り、保存することで成立します。ところが最初の段階で、しっかりものの形をとらえられずに、あやふやな情報を脳に送ってしまうと、記憶自体もあやふやとなります。

記憶は眼から正確な情報が送られてこそ、可能となります。つまり**視空間認知力が映像の記憶をサポート**するわけです。

実際、**ビジョントレーニングで形を正確にとらえることができるようになり、結果として記憶力がグンとアップする**というケースは非常に多くあります。記憶力が上がると、仕事のミスが激減するし、忘れものやなくしものがなくなっていきます。

老眼改善のメリットその⑤
ボディイメージが上がり、若々しい動きを維持。転倒予防にも!

「視る力」が衰え、「眼と体の連携」がうまくいかないと、ものとの距離感がつかめず、人やものにぶつかったり、とっさによけることができなかったりします。

これは**眼と脳の連携がうまくいかず、ボディイメージが不足しているせい**なのです。ビジョントレーニングで眼と体の連携がよくなると、イメージ力がつき、ものをさっとよけたり、つかんだりできるようになります。**体自体が思い通りに動かせる**ようになります。

また「視る力」が衰えると、ものにつまずいて転倒しやすくなるものですが、これもビジョントレーニングで改善していくことができます。

老眼改善のメリットその⑥

車の運転がスムーズになる

近年、高齢ドライバーが大事故を起こすケースが社会問題化しています。

車の運転ではいろいろなことに注意を払う必要があります。進行方向をしっかり見ながら、バックミラーやサイドミラーで安全を確認し、歩行者にも注意を払わないといけません。高齢ドライバーの事故にはそれぞれに原因があると思いますが、**老眼、「視る力」もその一因である**と私は考えます。

あたりまえのことですが、**車の運転こそは「視る力」が重要**です。前方を注視したり、右折左折の際の確認をしたりなど、大きく眼を動かして両眼でしっかり見る必要があります。また車線変更のときに「あの車とこの車の間に入ろう」とか、右折をする際に「直進してくる車がいないからこの隙に急いで曲がろう」など、一瞬で判断する力も必要です。これにも視空間認知力が大きく関わってきます。老眼の改善、「視る力」がアップすることは、車の運転に大きくいい影響を与えます。

車の運転に自信！

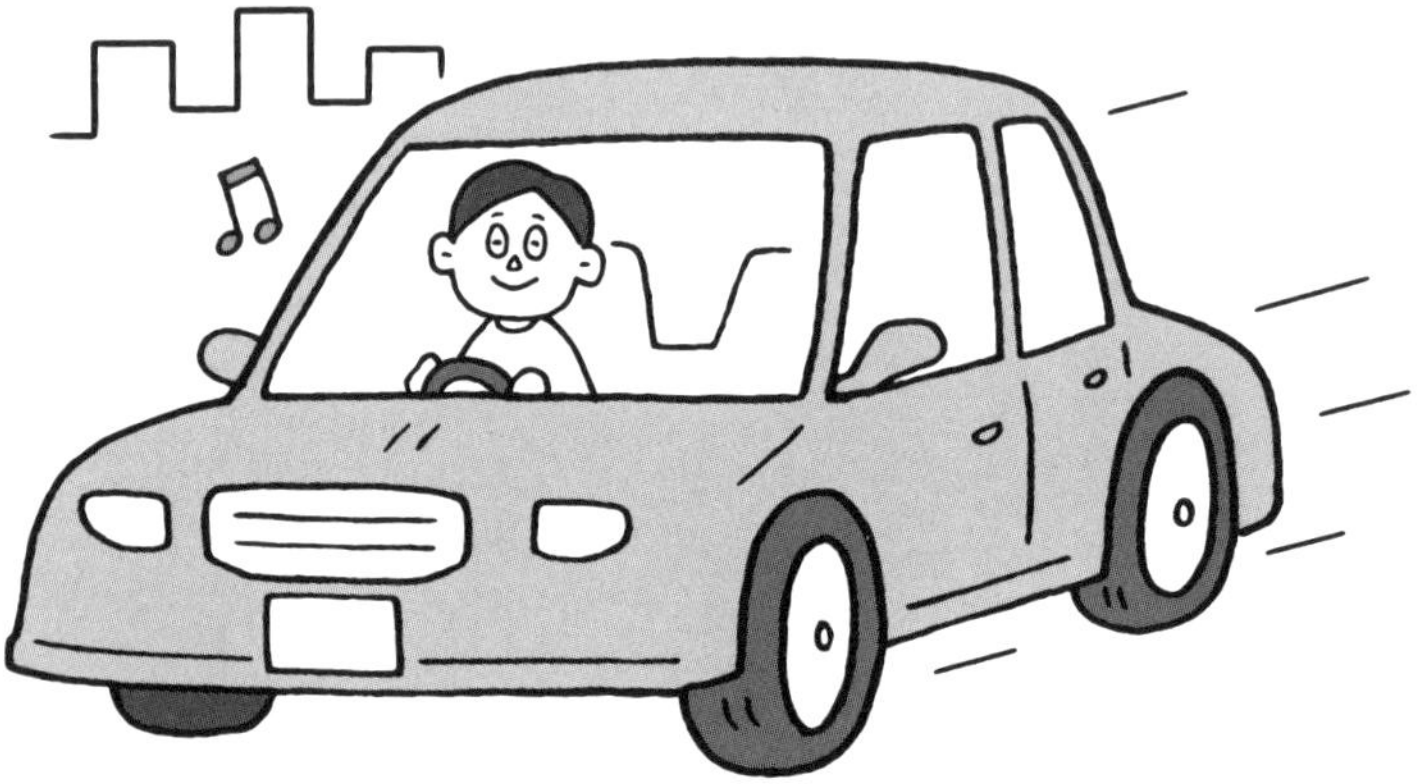

かつて私も車の運転に不安を感じるときがありました。一番の問題は距離感が取りにくいことでした。前の車にぶつけてしまったこともあります。これは当時、視力が低下気味だったことも一因ではあるものの、前述のように、「両眼を寄せる力」が弱かったことが大きく影響していると思っています。

ビジョントレーニングで「視る力」が向上してからは、距離感がしっかり取れるようになり、まったく苦手意識がなくなりました。今は長時間でも安定して運転できます。

老眼改善のメリットその⑦

眼の疲れが減り、体が楽になる!

老眼の人の中には、眼の疲れを訴える人が多くいます。

老眼になるとピント調節機能が衰えますが、見えづらいものを見ようとすると、眼や脳に負担がかかり、疲れ眼・かすみ眼が起こりやすくなります。「眼が疲れやすい……」という理由で受診して、老眼が発覚したケースもよくあります。そのまま無理を続けると頭痛や肩こりになることもあります。

ビジョントレーニングで眼球運動がスムーズになり、ピントが合いやすくなると、眼の疲れはグンと減るはずです。

Pick up!

ビジョントレーニングで日常生活の不満・不便の9割が解消!?

Column⑤

老眼の進行を防ぐ スマホ、パソコンの正しい見方

スマホやパソコンはもはや生活に欠かせないツールですが、狭い画面を見続けるのは眼にとっては大きな負担となるものです。老眼の進行にもつながります。ではスマホ、パソコンはどのように見ればいいのでしょうか。

まずスマホもパソコンもとにかく画面を近くで見すぎないことです。**画面から40~50センチは離して**見ましょう。

パソコンはいいとしても、スマホを40センチ離すというと「遠すぎる！」と思われる方も多いかもしれません。

しかし、私から言わせると、**ほとんどの人はスマホを近くで見すぎています。**グッと腕を伸ばして、今見ている距離の倍ぐらい離すつもりで見てください。家で見る場合はスマホ・スタンドに置いてみるのも一案です。

そしてスマホもパソコンも画面を**常に自分の「正面」に置くこと**も重要です。

パソコンは正面に置いている人が多いとは思いますが、人によってはデスクの斜め前に置いていることがあります。目の前にノートパソコン、斜め前にデスクトップのモニターを配置してリモートワークを行なっている人もいるのではないでしょうか。**これは眼にかなりの負担をかけてしまう行為**です。モニターは必ず正面に置きましょう。スマホも同様に体の正面で見るようにしてください。

またスマホもパソコンもどちらもなるべく眼の高さに合わせて、首を傾けたり、前かがみになって前に出すぎた

40センチ離してまっすぐに

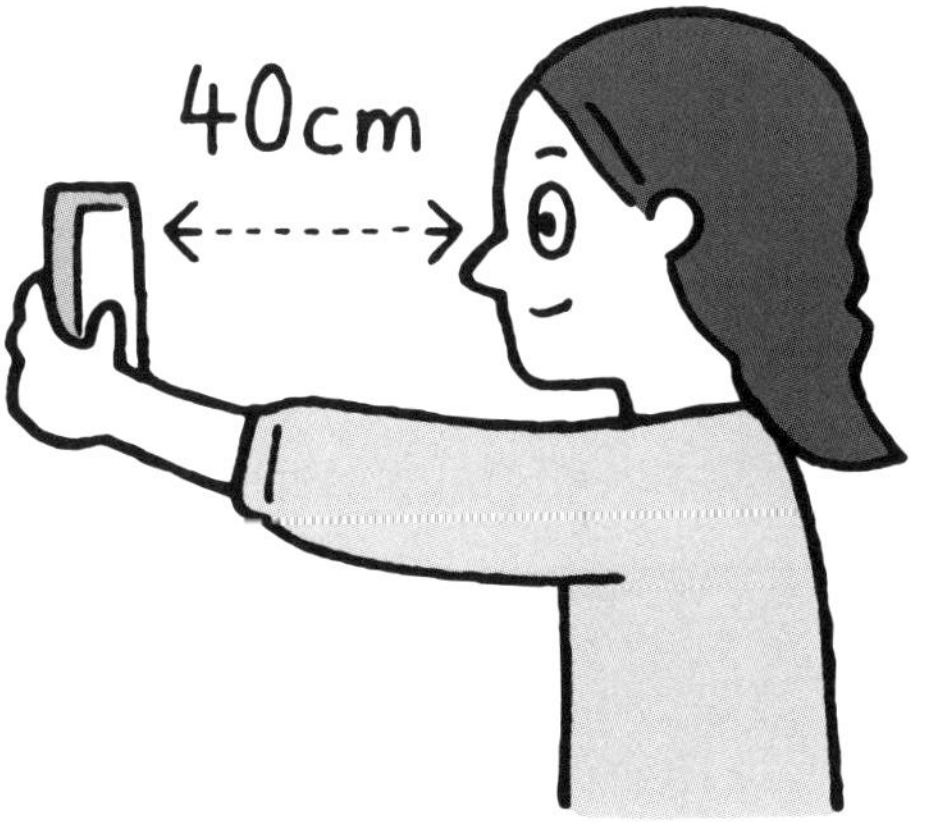

りしないように留意してください。

自分では普通に見ているつもりでも、首が左右に傾《かし》いでいたり、前に出ていたりすることがあります。これは無意識に得意なほうの眼で見ようとしてしまうためです。片方の眼だけで見ることになり、「視る力」の低下につながります。自分ではなかなか気づけないので、人にチェックしてもらうのもいいかもしれません。

それから眼のためにぜひともやめてほしいのが「寝ながらスマホ」です。寝ながらスマホを見ると、必ず左右どちらかに傾いてしまいます。スマホを体から40センチ離していても、体の正面ではなく斜めになっていたら眼によくありません。片方の眼で見ることになってしまうし、首にも負担をかけます。

その結果、老眼の進行するリスクが高まるだけでなく、乱視を悪化させる原因にもなります。

そうでなくても寝る前のスマホは睡眠障害の原因となるといわれています。

どうしても見る場合は、短時間にして、できるだけ顔に対してまっすぐな状態で見てください。

「見よう」とする意識が何よりも大事！

実際に老眼改善ビジョントレーニングを行なう際に、心がけていただきたいとても重要なポイントが2つあります。

ひとつは**「見よう！」という意志を持つこと**。老眼になり見づらくなると、いつの間にか「どうせ見えないから」と見ることをあきらめてしまいがちです。しかしそこであきらめてしまうと、脳の機能が衰え、ますます見えなくなるという悪循環が起こってしまいます。

見える！　見える！　見える！

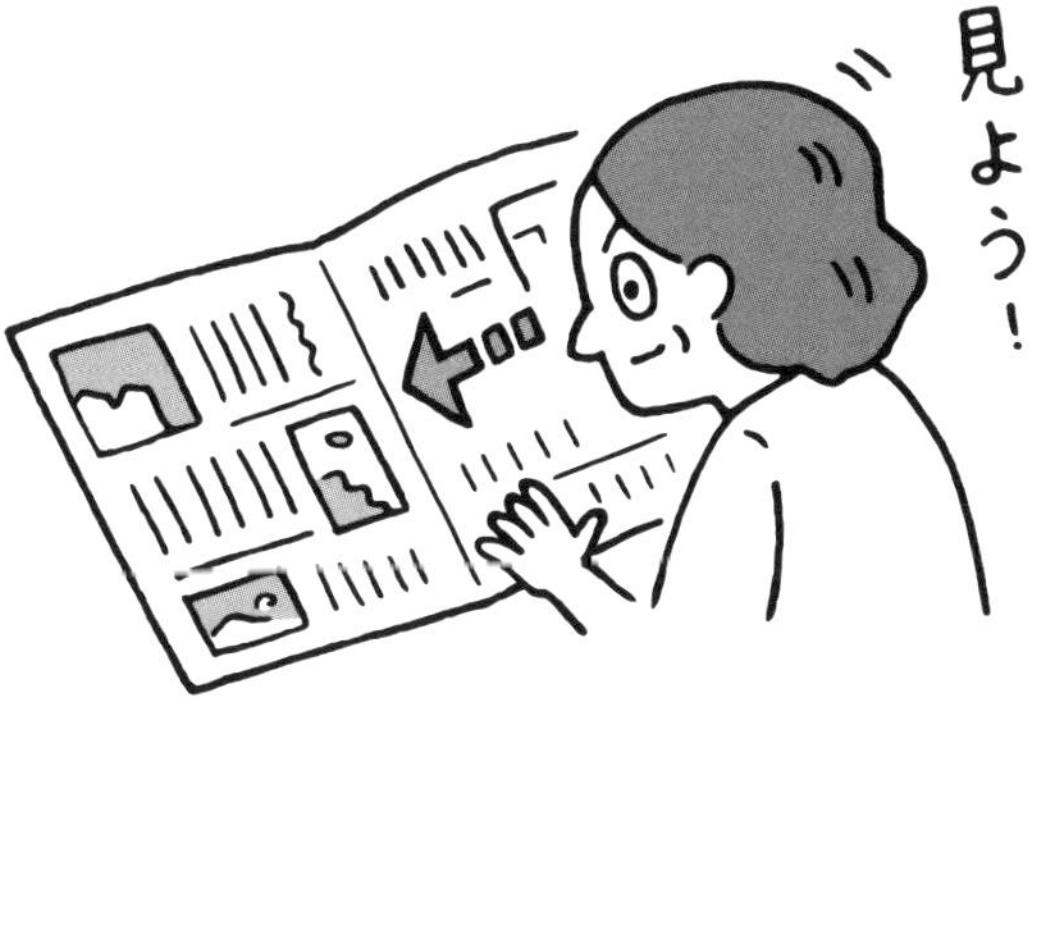

老眼の改善のためには**「見よう」とする気持ち**がとても大事なのです。これがビジョントレーニングの大事な出発点です。

ビジョントレーニングで効果を出すためのもうひとつの重要なポイント、それは「続けること」です。

老眼改善のためのビジョントレーニングはどれも1分以下でできるものばかり。とはいえ、「今日はもう面倒くさいな」と思ってしまう日もあるでしょう。そこをちょっとだけ我慢して続けていただきたいのです。続ければ必ずや効果が期待できます。

眼球は動かし続ければ、少しずつでもスムーズに動くようになっていきます。見えやすくなるのが実感できれば、トレーニングが楽しくなり、続けようという意欲も湧いてくるはずです。

Pick up!

「年だからとあきらめてはいけない！」

Part 5

実践！ 今すぐはじめる「老眼改善ビジョントレーニング」

基本のトレーニングは6種類！

さあ、ではこの章からはいよいよ老眼改善ビジョントレーニングの実践に入っていきましょう。

すでに述べてきた通り、老眼は主に**「ピント調節力」「眼球運動力（眼の動き）」「視空間認知力」**の3つの力が衰えて起こるものです。

この3つの力を中心に、「視る力」を総合的に鍛えていくことが、老眼改善のトレーニングの基本となります。

まず基本となるトレーニングが以下の6種類あります。

①両眼を寄せるトレーニング↓94ページ
②追従性《ついじゅうせい》眼球運動トレーニング↓95ページ

③視線をジャンプさせるトレーニング（跳躍性眼球運動）↓96ページ
④視空間認知トレーニング↓97ページ
⑤ボディイメージがアップするトレーニング↓98ページ
⑥視野を広げるトレーニング↓99ページ

これらにはそれぞれいろいろなバリエーションがあります。

本書の老眼改善ビジョントレーニングは、この6種類のトレーニングに、

★最初に行なっていただきたい「ウォーミングアップトレーニング」
★基本となる動きをまとめた「ベーシックトレーニング」

を加えて構成しています。まず基本の6種類のトレーニングについて説明していきましょう。

老眼改善の特効薬！

①両眼を寄せるトレーニング

両眼をグーッと寄せて、近くのものにピントを合わせるトレーニングです。老眼になる大きな原因の「ピント調節力」「両眼を寄せる力」の2つをいっぺんに鍛えることのできる、**「老眼改善の特効薬」ともいえる重要なトレーニング**です。

このトレーニングは最初、人によっては両方の眼がちゃんと寄らず、ピントが合いづらいことがあるかもしれません。家族などに両眼がしっかり均等に寄っているかチェックしてもらって行なうといいでしょう。

時間のないときでも、このトレーニングだけはぜひとも毎日行なっていただきたいと思います。続けるうちに徐々に寄り目が上手になり、近くのものにピントが合いやすくなっていき、老眼改善の効果が出てくるはずです！

↓109ページ、112〜117ページ

眼のパフォーマンスをアップ！

②追従性《ついじゅうせい》眼球運動トレーニング

左右、上下、斜め上斜め下など、いろんな方向に眼を動かすトレーニングです。また眼の動きを止めて一点を見続けることも、この運動の一種となります。

すでに述べた通り、中高年の場合、眼を動かすことが少なくなり、そのまま衰えてしまうというケースが少なくありません。このトレーニングで眼をしっかり動かすことで、「視る力」がしっかりつき、見えやすさがランクアップしていきます。注意力も上がるため、文字が見やすくなり、入力ミスなども減っていきます。車の運転もしやすくなるはずです。

さらにこのトレーニングでいろんな方向に眼を動かすことで脳の血流がよくなり、認知症の予防にもつながります。またこのトレーニングはビジョントレーニングのウォーミングアップにも最適です。

↓107ページ、108ページ、110ページ、118〜123ページすばやく正確にキャッチ！

③視線をジャンプさせるトレーニング

左右、上下、斜め上斜め下などに視線を点から点へジャンプさせるようにすばやく移動させます。なんだか難しい動きのように感じられるかもしれませんが、私たちは本を読むときも眼をジャンプさせて、言葉と言葉をすばやくつないで読んでいます。つまりこの力を鍛えることで、文字を読むのが速く、楽になるのです。そのまま速読のトレーニングとしてもご利用いただけます。

さらにこの力がつくと、がぜんやりやすくなるのが「球技」です。「速いボールについていけなくなったから、もうテニスは引退……」と言っていた人が、このトレーニングを行なった結果、以前よりもテニスが上達したというケースもあります。テニスや卓球、ゴルフなどが趣味という人は、日頃からこのトレーニングを行なうことでパフォーマンスを向上・維持することができます。

↓111ページ、124〜130ページ

記憶力アップ！ 認知症の予防にも
④視空間認知トレーニング

眼で見た文字や図形などの情報を脳に送り、脳で正しく認識する「視空間認知力」のトレーニングです。

このトレーニングは、図形を記憶したり、頭の中で回転させるなど、少々難しいと思ってしまうものもあるかもしれません。しかしこのとき「頭頂葉」という脳の高次機能を司る部位が働きます。この部位は頭頂部にあるため、なかなか血流が行きづらいのです。

「やろう」とするだけでも血流がアップしますから、取り組むことが重要です。

↓131～135ページ

眼と脳と体を連携！

⑤ボディイメージがアップするトレーニング

眼から入った情報を脳に送り、それをもとに体を動かすというトレーニングです。

体を思い通りに操作するためには、**「眼と脳と体の連携」**が重要です。「よけようと思ったのに人やものにぶつかってしまう」「転びやすい」という人は、この眼と脳と体の連携がうまくいっていない可能性があります。

このトレーニングではイラストの通りに体を動かしたり、歩きながら眼を動かしたりすることで、眼と脳と体の連携をスムーズにしてボディイメージを高めていきます。ボディイメージが高まると障害物や危険物をすばやくよけることもでき、ケガの防止にも役立ちます。体が思うように動くと、身も心も軽くなります。スポーツやハイキングなど体を動かすことも楽しくなっていくことでしょう。

↓136〜141ページ

クールダウンにも最適！
⑥視野を広げるトレーニング

眼をリラックスさせて視野を広げるトレーニングです。ぼーっと広い範囲を見ることで眼の疲れをいやすことができます。

視野には自分を中心として左右30度ほどの**「中心視野」**と、それよりも外側の**「周辺視野」**があります。ほとんどの人が「中心視野」だけを使ってものを見ていて、周辺視野はあまり使っていません。しかし周辺視野も使わないと視野が狭くなったり、「視る力」が低下したりしてしまうのです。

たとえば運転中、急な飛び出しがあったときにすばやく対応するなど、危険を察知するためにも周辺視野は重要です。このトレーニングで視野を広げ、周辺視野を使う練習をしましょう。視野が広いと身体のバランスもよくなります。

またこのトレーニングはビジョントレーニングのクールダウンにも使えます。

↓142〜145ページ

トレーニングの前に、「眼」に異常はありませんか？

ビジョントレーニングを行なう前に、ひとつ確認しておいていただきたいことがあります。もしあなたが今現在、視覚に対して不調や不具合を感じていたら、まずは眼の病気がないか、眼科で検診を受けていただきたいのです。

視覚の不調や不具合が病気からくるものであった場合は、まずそれを治療することが何よりも先決です。というのも、白内障や緑内障などの病気が「視覚の異常」をもたらしている場合があるからです。当然ですが、こうした眼の病気ではもちろんビジョントレーニングを行なっても見え方は改善しません。それどころか時間とともに症状が重篤化することもありますから、放っておいてはいけません。

また網膜剥離の場合は眼を過度に動かすのは禁物です。

まずは眼の健康を取り戻してから、ビジョントレーニングに取り組みましょう。

老眼改善ビジョントレーニングの効果的なやり方

どのぐらいやればいい？

ビジョントレーニングはひとつ1分とかからないものばかりです。最初は1～3分からスタートし、少しずつ増やしていきましょう。1日5分も行なえば十分です。慣れてきたら、1日10～15分が理想的ですが（15分以上は眼が疲れてしまうので行なわないでください）、無理をする必要はありません。毎日1分でも、続けることがもっとも大事です。

また、それぞれのトレーニングも最初は少しずつはじめて、慣れてきたら回数を増やすなどしていきましょう。無理は禁物です。最初は「楽しい！ もっとやりたい！」くらいでやめるのがちょうどいいかもしれません。

いつやればいい？

ビジョントレーニングは朝でも昼でも時間が取れるときに行なえばＯＫです。できれば朝行なうと、１日を快適にスタートすることができます。

とはいえ、ライフスタイルは人によっていろいろです。ご自分の生活に合わせて、たとえば家事の合間に少しずつ行なうとか、あるいは仕事の後に行なうなど、やりやすい時間帯に組み込んでいきましょう。

眼鏡、コンタクトをつけている人は？

近視用などの眼鏡やコンタクトを使っている人も多いと思います。これはできるならば外した状態（裸眼）で行なってください。

ビジョントレーニングは眼を非常によく動かすトレーニングです。眼鏡は枠が邪魔になるし、コンタクトは焦点がずれたり、外れたりする可能性があります。もちろん、眼鏡やコンタクトを外すとまったく見えなくなるとか、とても困るという場合はつけたまま行なってもＯＫです。

ビジョントレーニングには立って体を動かすトレーニングもあります。裸眼で行なう場合は転倒などしないよう十分に注意して行なってください。

●トレーニングのコツは？

もっとも重要なことは「眼球をしっかり動かすこと」。顔をしっかり固定して、眼だけを動かすよう意識してください。

顔が動いてしまったり、眼がしっかり動いていなかったりするとトレーニングの効果が表れません。

●トレーニング後は……

ビジョントレーニングを行なった後は眼が疲れるのが普通です。しばらく眼を休ませましょう。眼を閉じて休ませるのが理想ですが、遠くを見たり、ゆっくりお茶を飲んだり、入浴したりすることでもいいでしょう。

少なくともすぐに眼を使う作業やパソコン・スマホを見るのは避けてください。

おすすめのトレーニングプログラム！

どのトレーニングも好きなときに行なっていただいて大丈夫ですが、とくにおすすめのトレーニングプログラムを紹介しておきましょう。

＊時間のないときは、ＳｔｅｐⅠとＳｔｅｐⅡ、あるいはＳｔｅｐⅠだけでもＯＫ！

＊ＳｔｅｐⅢは、５種類のトレーニングのうちどれかひとつに偏るのではなく、「昨日はこれをやったから今日はこれ」というようにまんべんなく行ないましょう！

お待たせしました。それでは、ビジョントレーニングを開始しましょう！

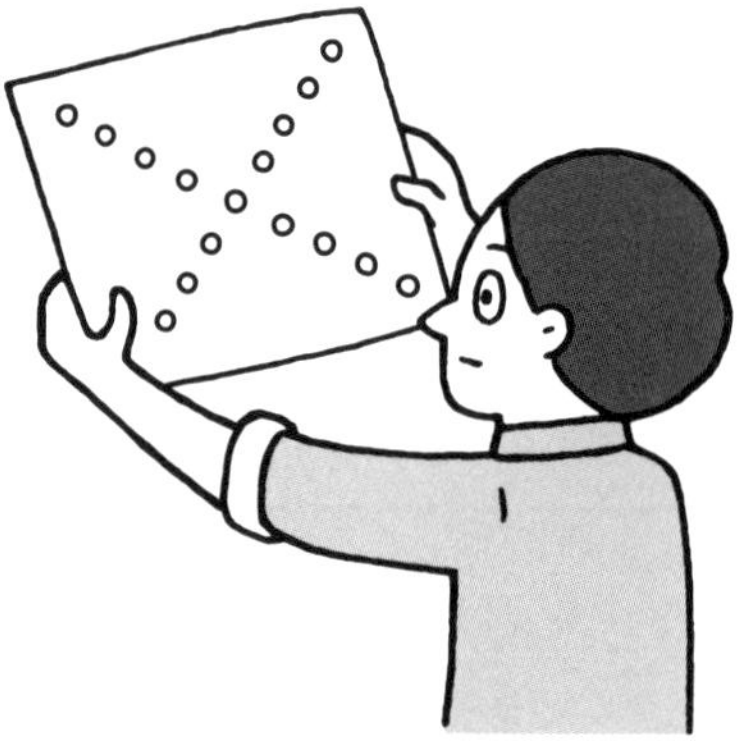

Step Ⅰ
ウォーミングアップトレーニング

↓

Step Ⅱ
ベーシックトレーニング

↓

Step Ⅲ
1 両眼を寄せるトレーニング
2 追従性《ついじゅうせい》眼球運動トレーニング
3 視線をジャンプさせるトレーニング
4 視空間認知力を鍛えるトレーニング
5 ボディイメージがアップするトレーニング

これらの中から1～2種類を行ないましょう。

↓

Step Ⅳ
クールダウン
（6 視野を広げてリラックスするトレーニング）

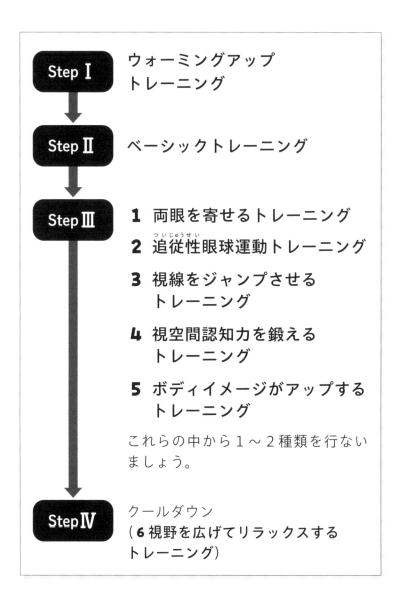

ウォーミングアップ
トレーニング
1

近くと遠くを見るトレーニング

まずは準備運動から。いきなり複雑な動きをすると眼が疲れてしまいます。最初は単純な動きで眼をならしていきましょう！　疲れ眼にも効きます！

近くを見つめる

手元にあるコップや筆記用具などを３秒間じっと見つめます。その後、手に取って、３秒間じっと見つめます。

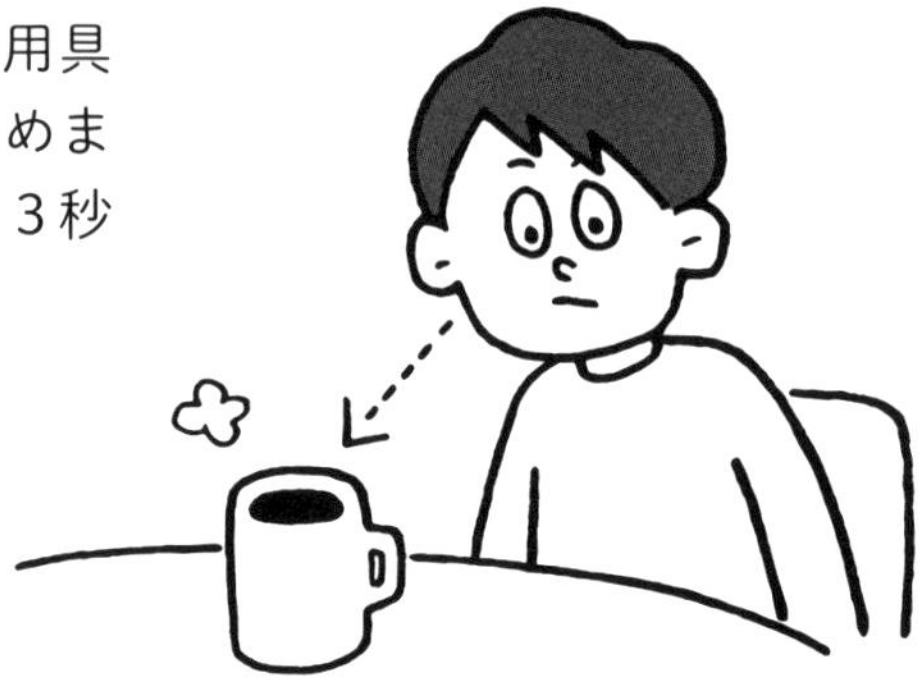

遠くを見つめる

窓から外を見て、遠くのものを３秒間見つめます。ビルや木、看板、山などできるだけ遠くのものを探しましょう。星や月などでもいいでしょう。

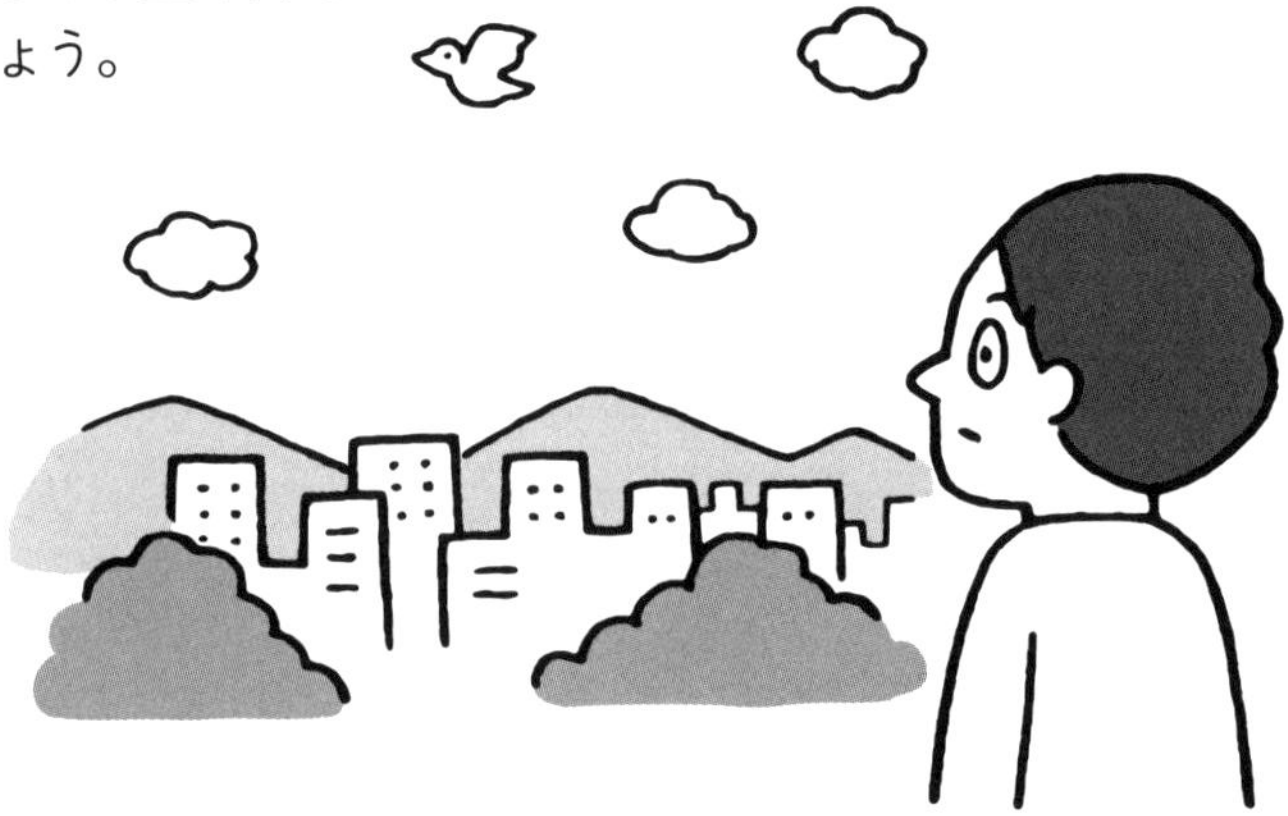

ウォーミングアップ
トレーニング
2

眼のストレッチ

いろいろな方向に眼を動かすことで、眼の動きをよくしていきます。顔を動かさず、眼だけをしっかり動かしましょう！
それぞれ10秒程度行ないましょう

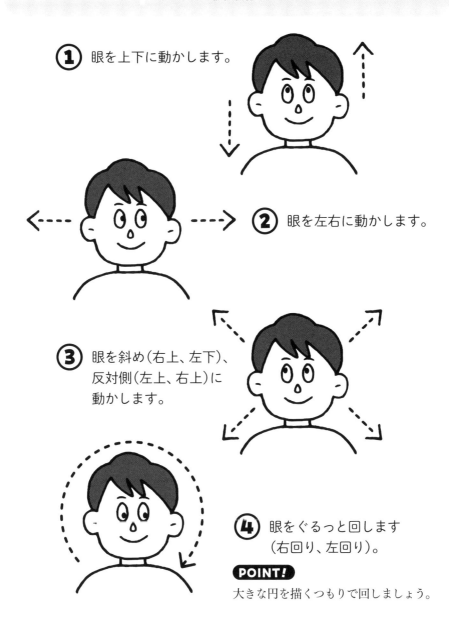

① 眼を上下に動かします。

② 眼を左右に動かします。

③ 眼を斜め(右上、左下)、
反対側(左上、右上)に
動かします。

④ 眼をぐるっと回します
(右回り、左回り)。

POINT!
大きな円を描くつもりで回しましょう。

ウォーミングアップ
トレーニング
3

眼と首の運動

視線を一点に向けたまま、顔をいろいろな方向に向けることで、眼球を動かしていきます。首のストレッチにもなります

①眼から30センチほど離して人差し指を立てます。指先を見ながら顔を上に向け、次に下に向けます。

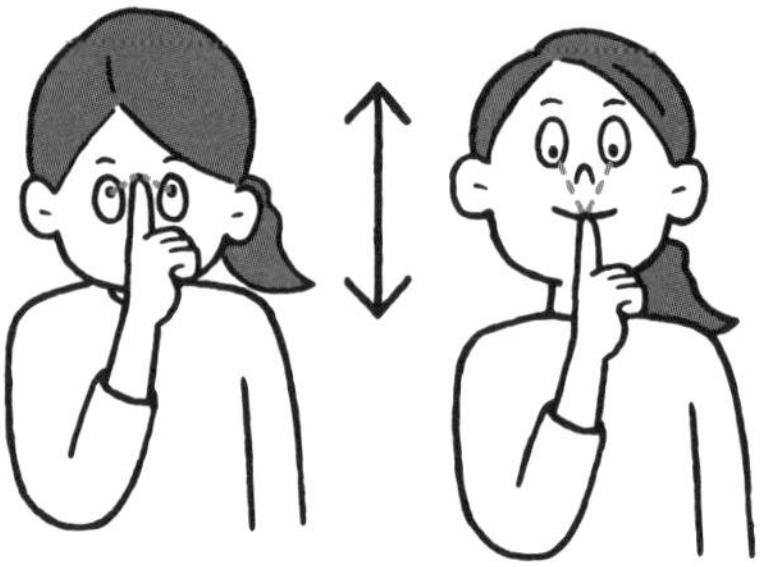

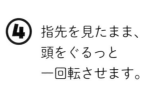

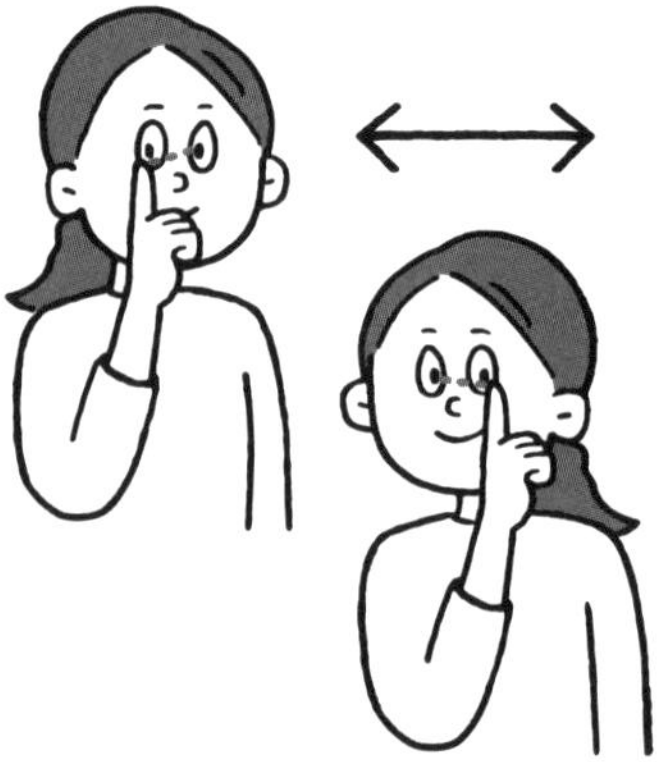

②指先を見たまま、
顔を右に向け、
次に左に向けます。

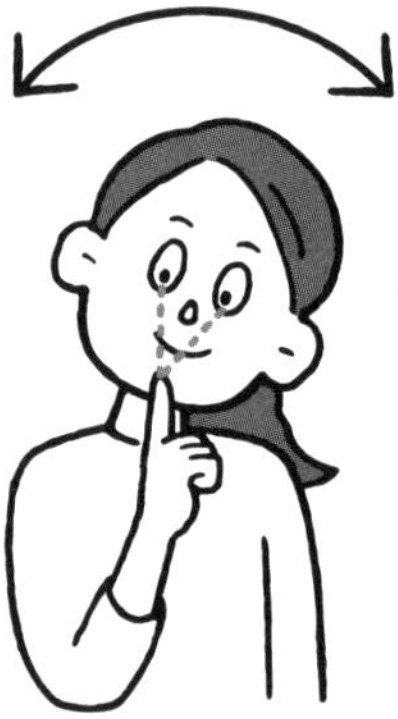

③指先を見たまま、頭を右に倒し、次に左に倒します。

POINT!
指が視界から外れてしまわないように注意！

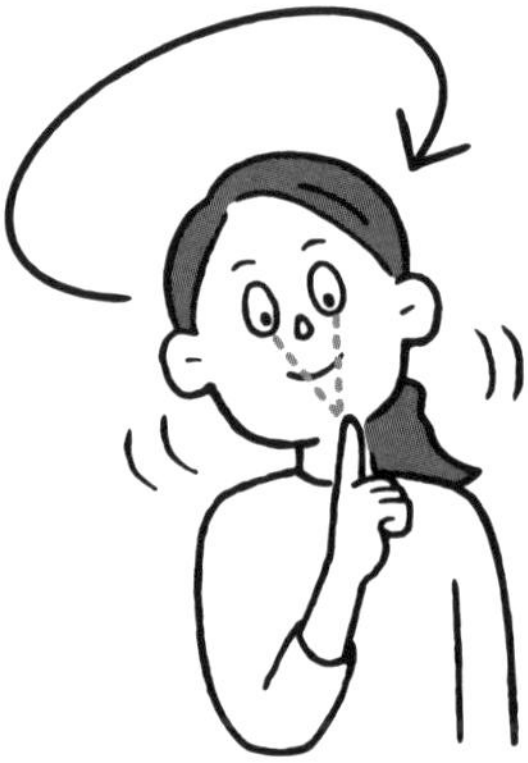

④指先を見たまま、
頭をぐるっと
一回転させます。

これを3回繰り返します。

ベーシック
トレーニング
1

寄り眼の運動

老眼改善の肝となるトレーニング。最初は近くにピントを合わせるのが難しいかもしれませんが、続けるうちにピントが合うようになっていきます

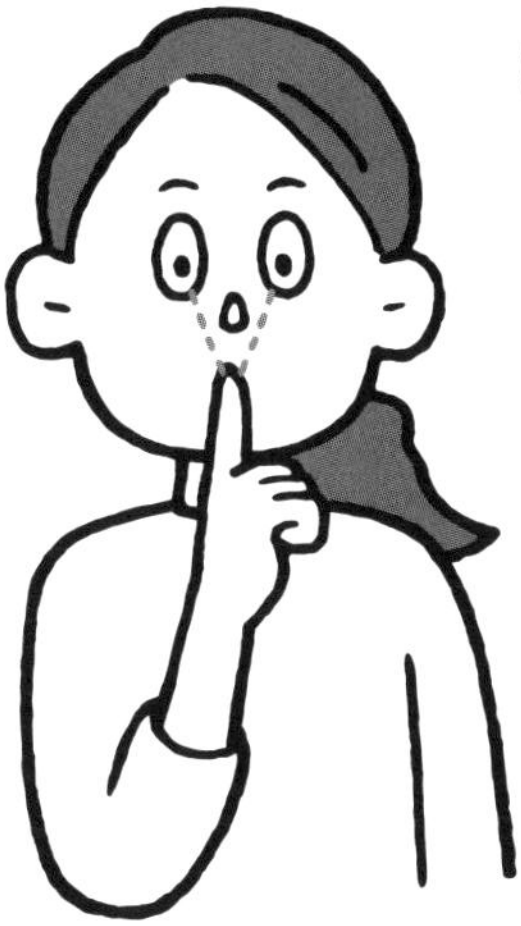

① 眼から40センチほど離して
人差し指を立て、指先に
視点を合わせます。

② ゆっくりと人差し指を
眼に近づけていきます。
指が二重に見える
手前ぐらいのところで
止めます。
これを３回繰り返します。

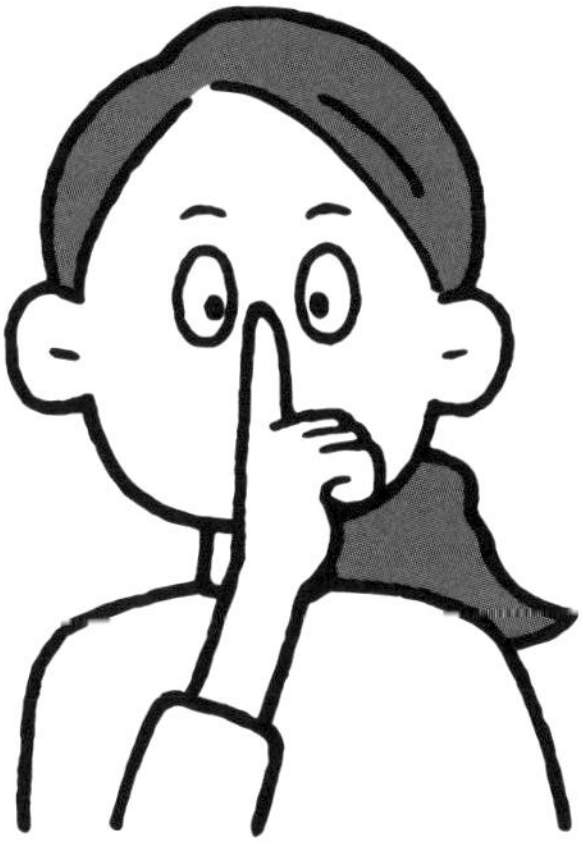

POINT!

寄り眼が難しいという場合は、片方の眼を手で押さえ、片眼ずつやってみましょう。

ベーシック
トレーニング
2

指を眼で追いかける運動

指を左右、上下に動かし、眼で追うトレーニングです。顔を動かさず、眼だけを動かすことを意識しましょう

① 眼から20〜30センチ離して親指を立て、指先に視線を合わせます。手を左右にゆっくり動かし、指先を眼で追います。

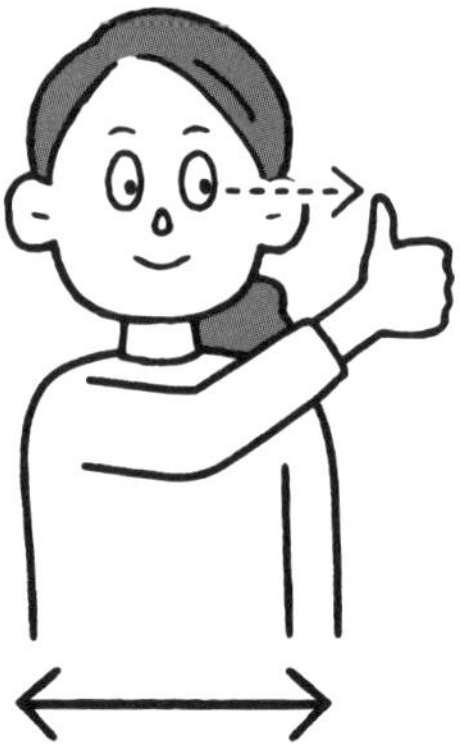

② 同じように上下も行ないます。

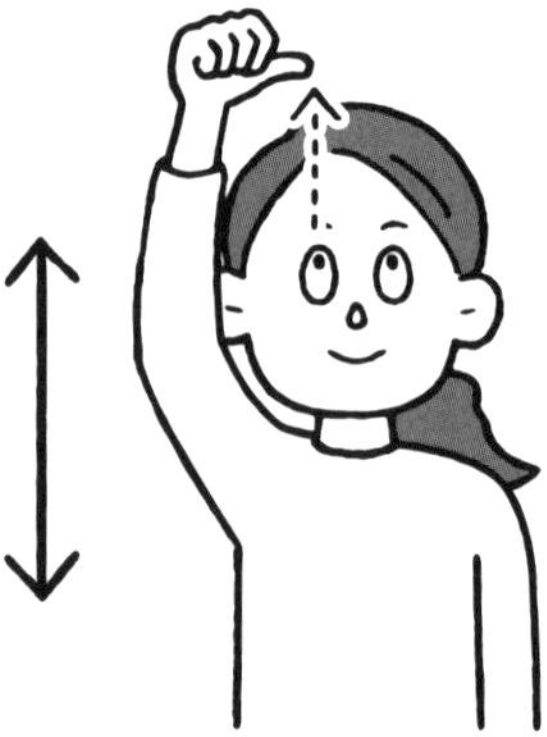

③ 同じように右上から左下、反対側(左上から右下)も行ないます。

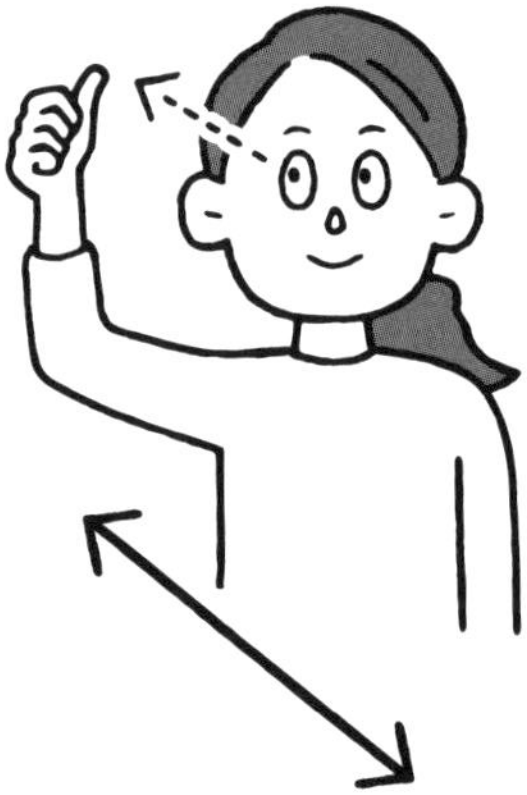

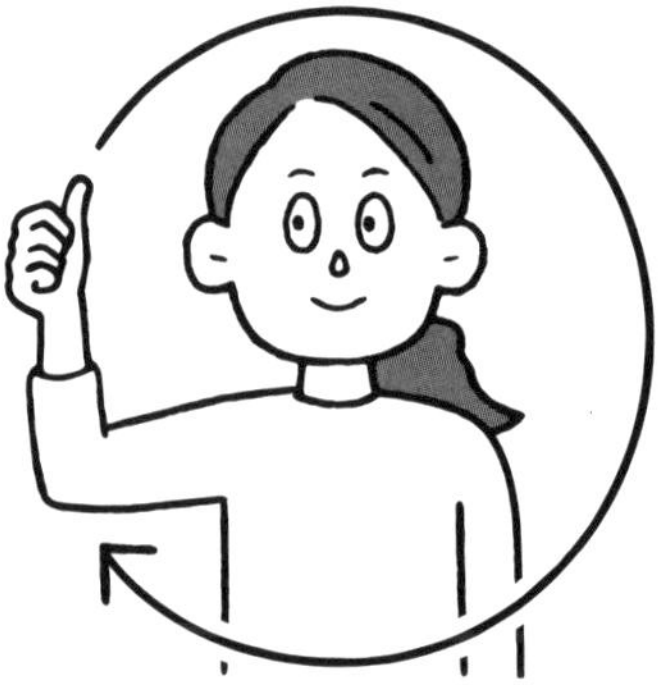

④ 大きく右回りに円を描き眼で追います。反対回りも同様に。1周に10秒ほどかけてゆっくり回します。

これを３回繰り返します。

ベーシック
トレーニング
3

視線のジャンプ

間隔を空けた指先を交互に見るトレーニング。眼をジャンプさせる動きに慣れましょう。顔を動かさず、視線を飛ばすようにすばやく動かします。それぞれ10秒程度行ないます

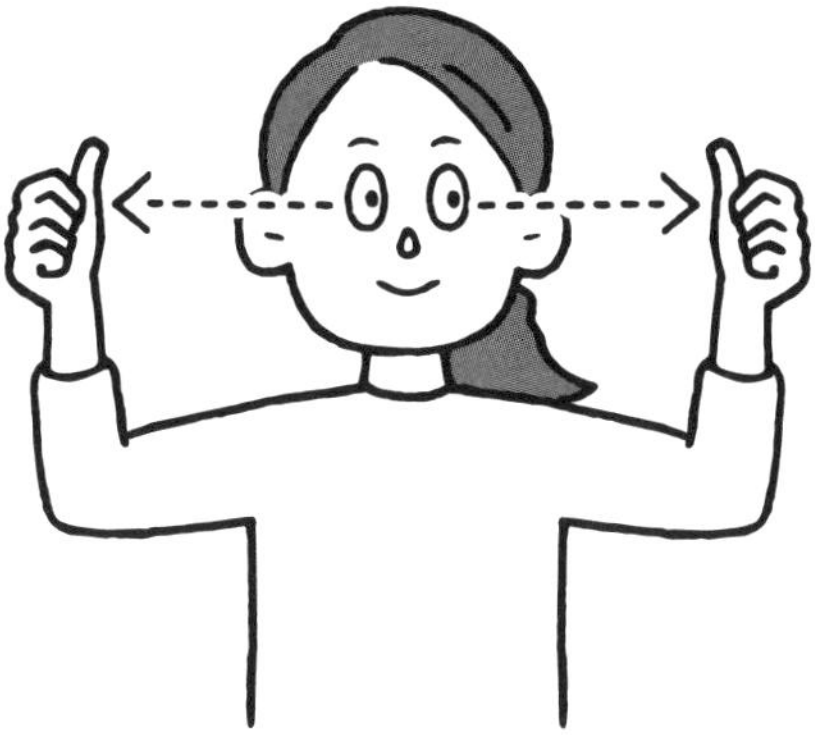

① 顔の前で両手の親指を立てて、肩幅ほどに広げます。左右の指先を交互に1秒ずつ見ます。

② 同様に上下も行ないます。

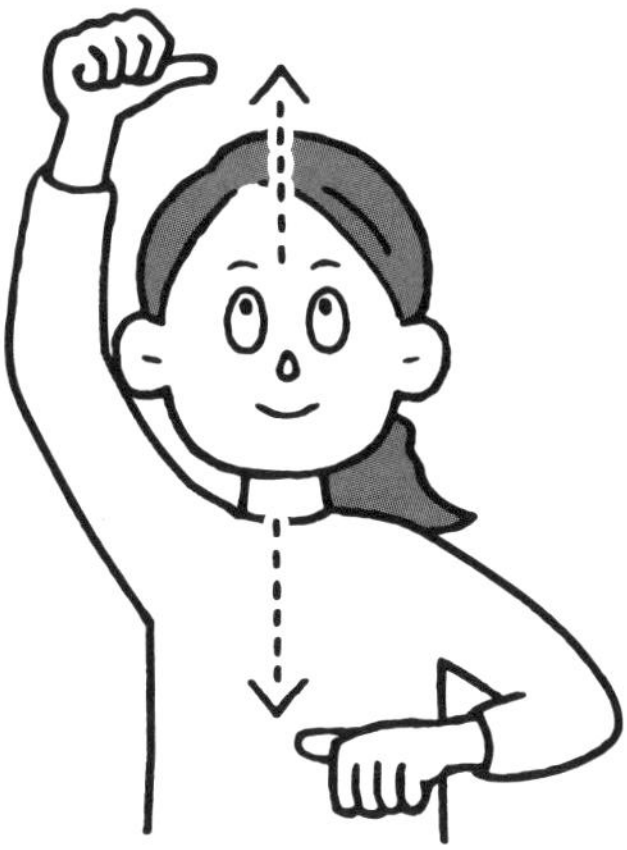

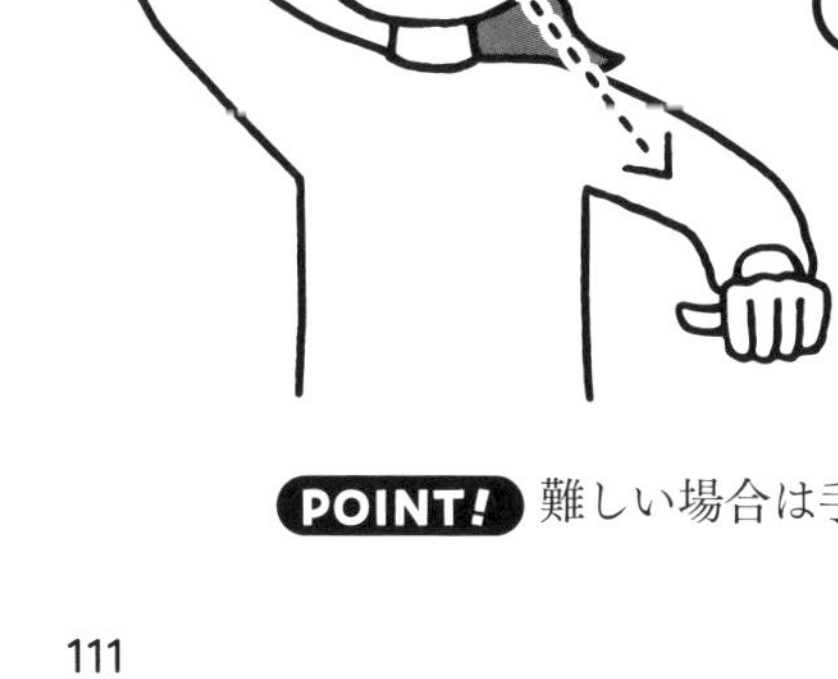

③ 斜め(右上、左下)、反対側(左上、右下)も行ないます。

POINT! 難しい場合は手の幅を狭くして行なってもOK

両眼を寄せる
トレーニング
1

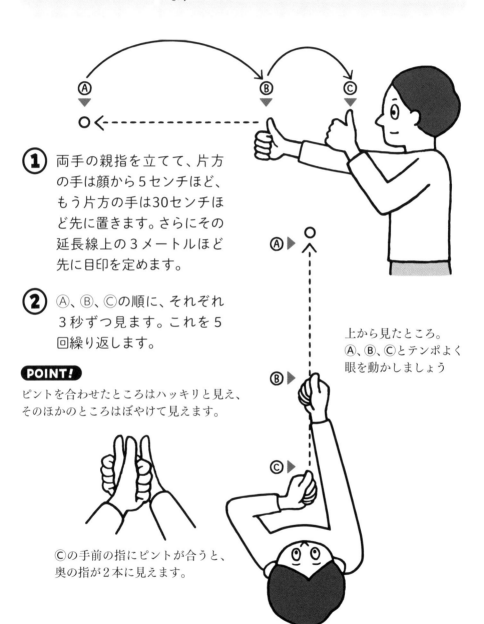

弓矢のポーズ

遠くを見たり、近くを見たりすることでピント調節力を鍛えるトレーニングです。近くを見るときに両眼を寄せる力がつきます

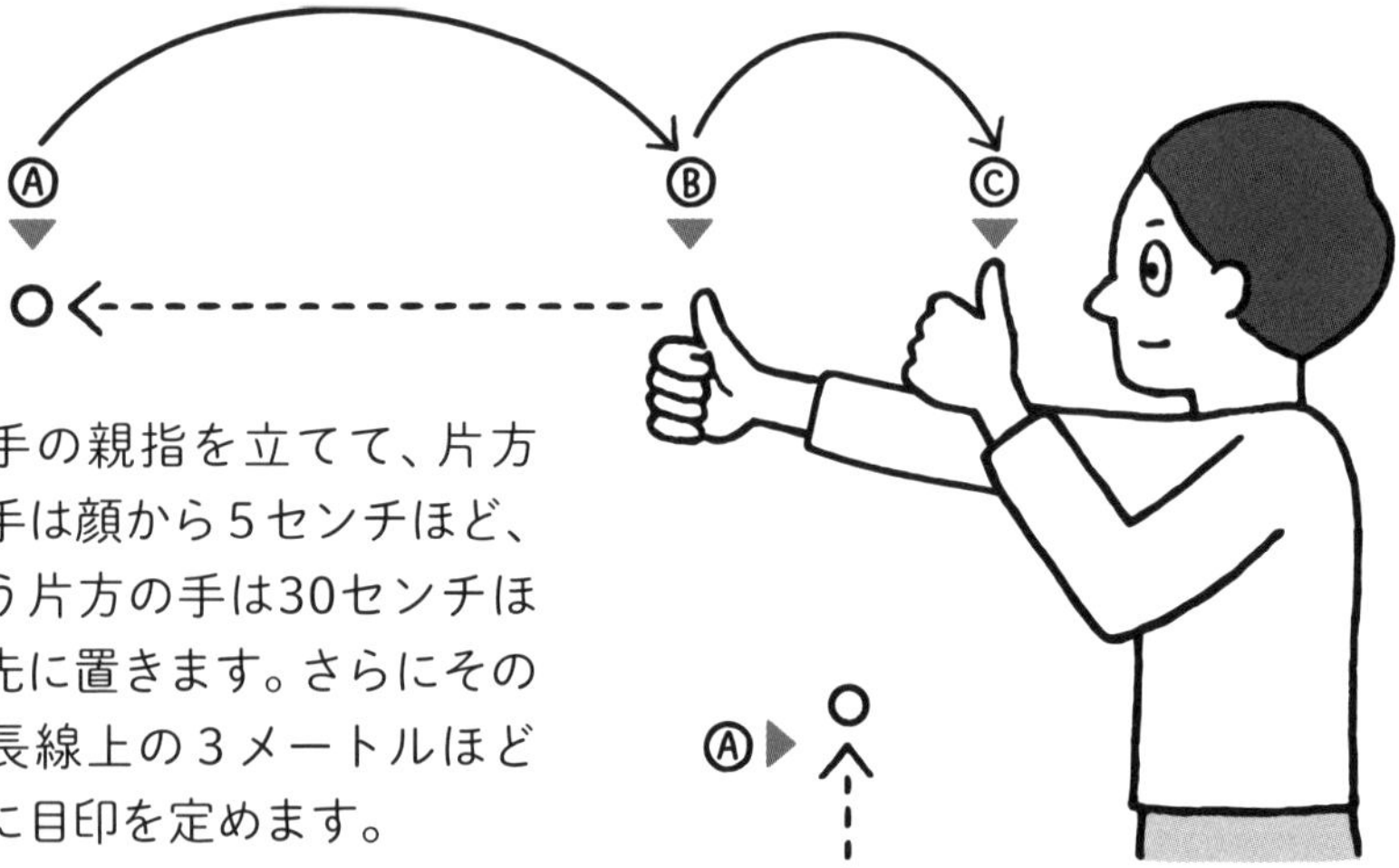

① 両手の親指を立てて、片方の手は顔から５センチほど、もう片方の手は30センチほど先に置きます。さらにその延長線上の３メートルほど先に目印を定めます。

② Ⓐ、Ⓑ、Ⓒの順に、それぞれ３秒ずつ見ます。これを５回繰り返します。

POINT!

ピントを合わせたところはハッキリと見え、そのほかのところはぼやけて見えます。

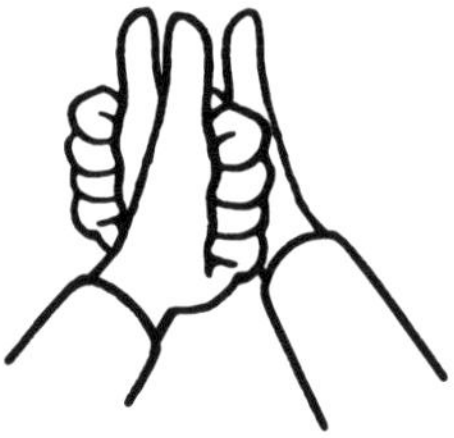

Ⓒの手前の指にピントが合うと、奥の指が２本に見えます。

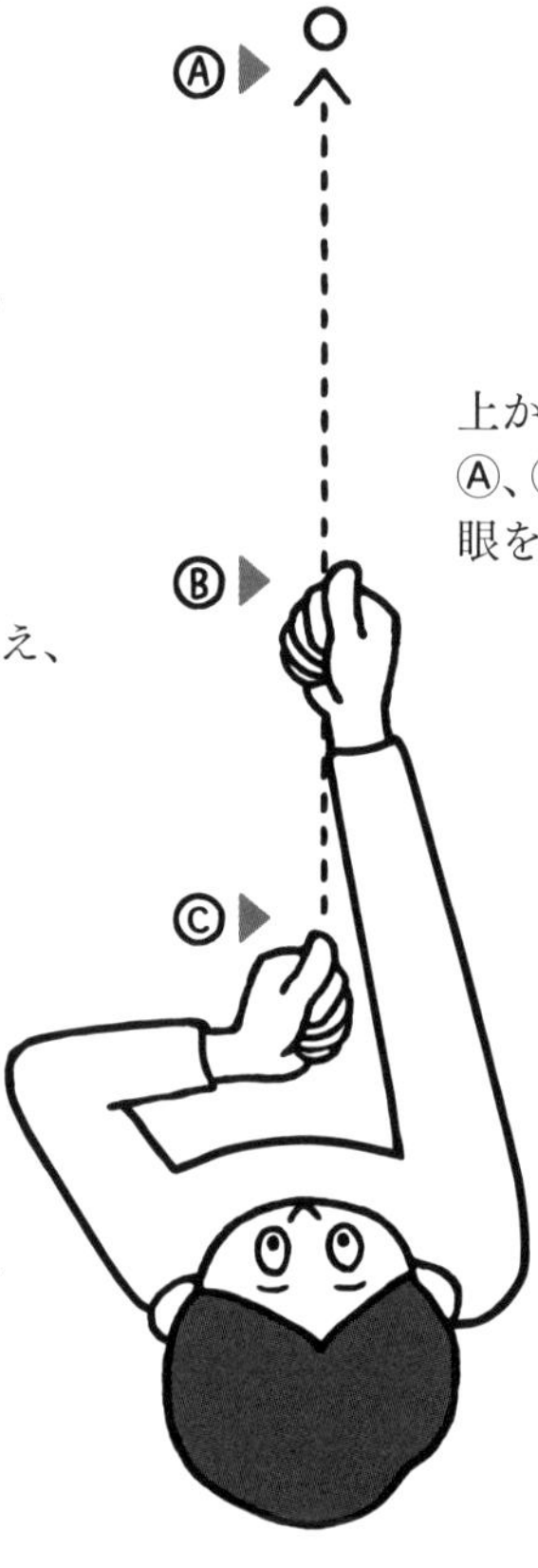

上から見たところ。
Ⓐ、Ⓑ、Ⓒとテンポよく眼を動かしましょう

両眼を寄せるトレーニング

P114～P115のやり方

ブロックストリングス

両眼をそろえて、「離す」「寄せる」のトレーニングをします。両眼のチームワークを高めるとともに、P39で述べた「深視力」をつけることもできます

① トレーニングを行なうページを開いた状態で、本を水平に持ち、眼の高さに合わせます。マークや数字を順番に見ていきます。

② 正しい見え方ができているか、下記を参考にチェックしましょう。

③ 見終わったら逆の順番で見ていきます。

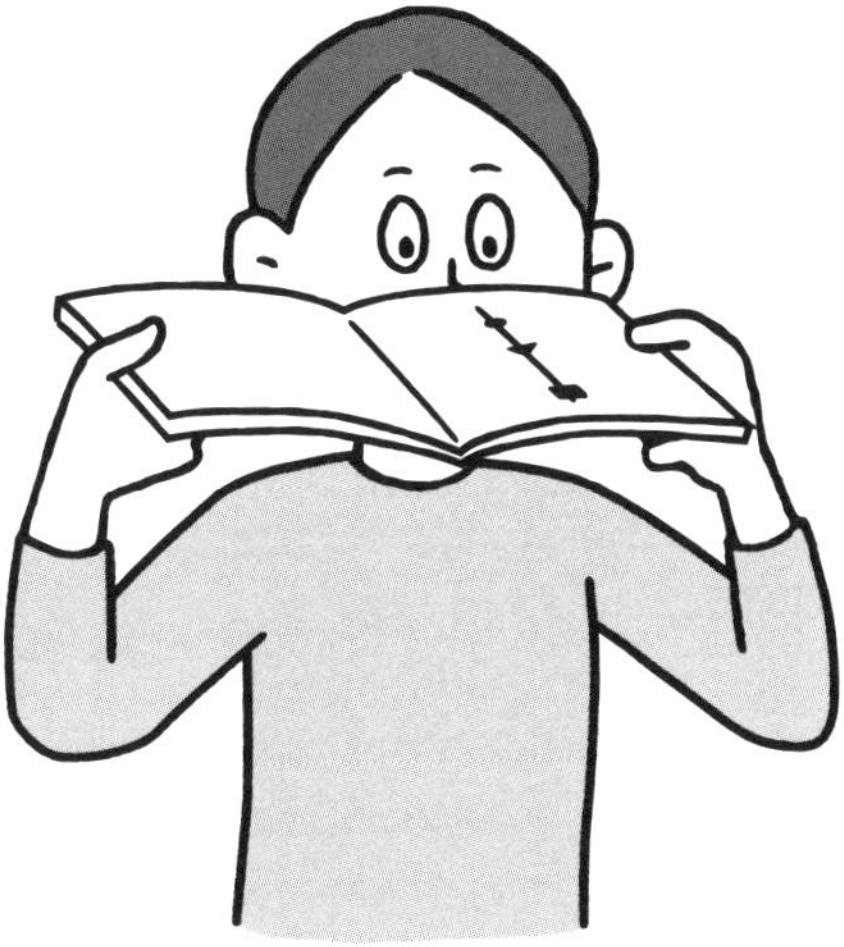

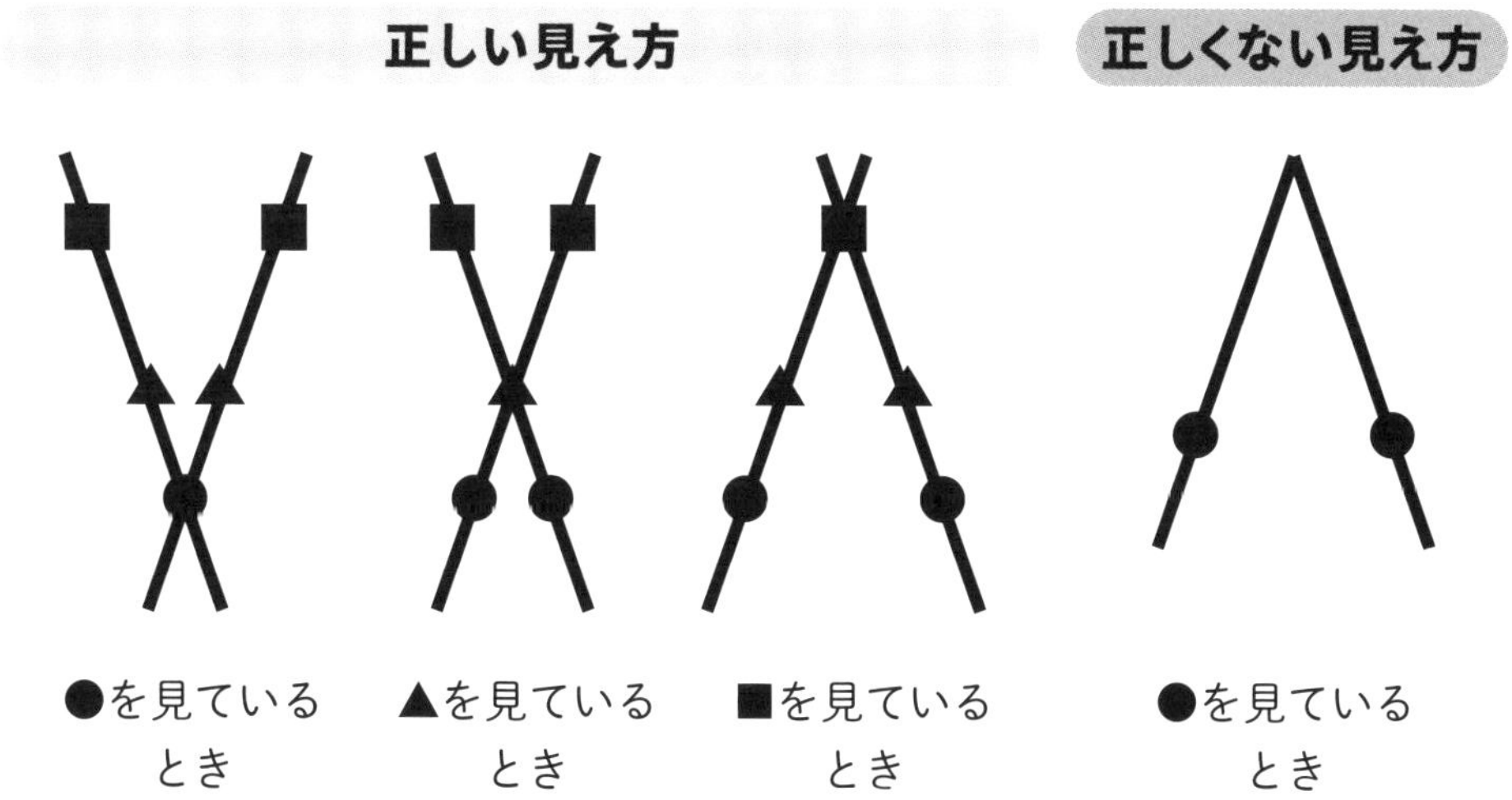

両眼を寄せる
トレーニング
2

ブロックストリングス 基本編

113ページのやり方を参考に、●→▲→■の順番に、それぞれを5秒ずつ見ていきます。終わったら、逆の順に見ていきます。ピント調節力もアップ!

POINT!

焦点を合わせるマークによって、見え方が変わっていくことを確認しながら進めましょう。

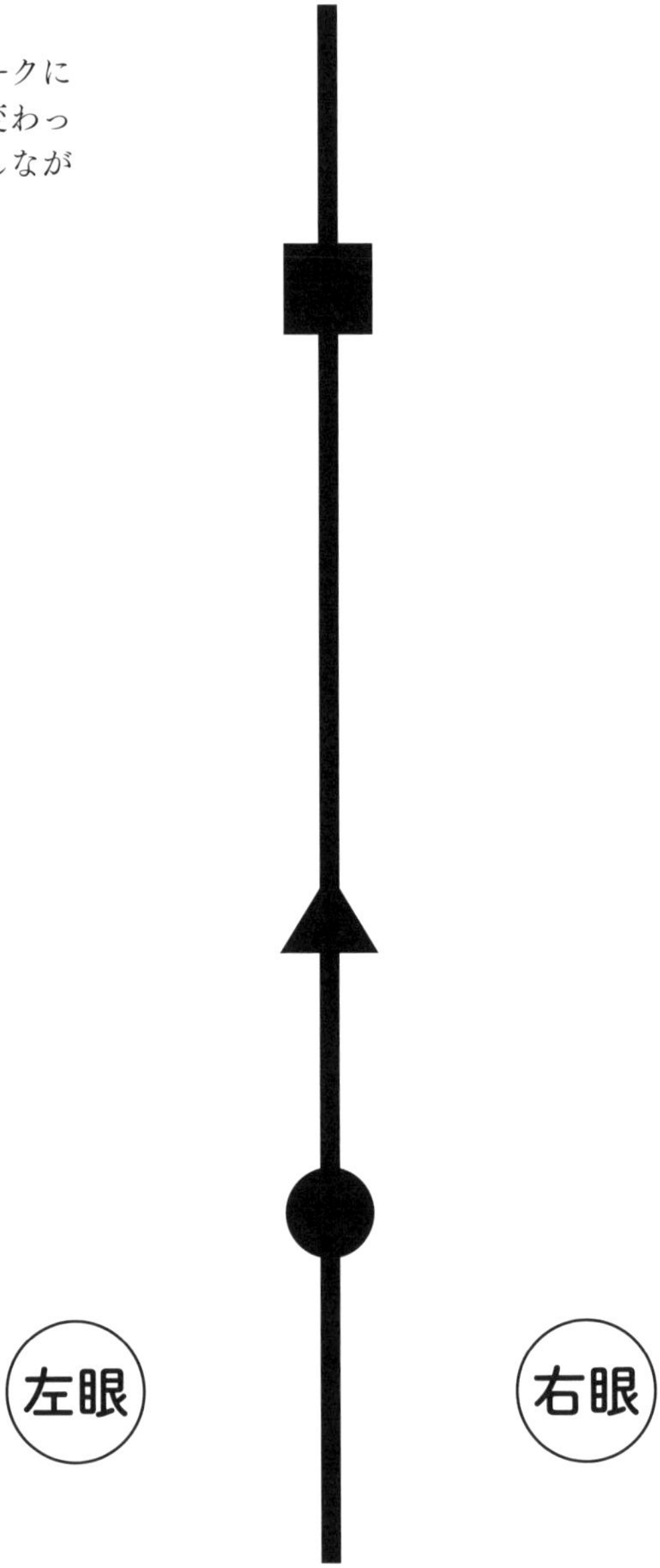

両眼を寄せるトレーニング 3

ブロックストリングス 応用編

113ページのやり方を参考に、①～⑫まで順番にそれぞれを5秒ずつ見ていきましょう。終わったら、逆の順に見ていきます

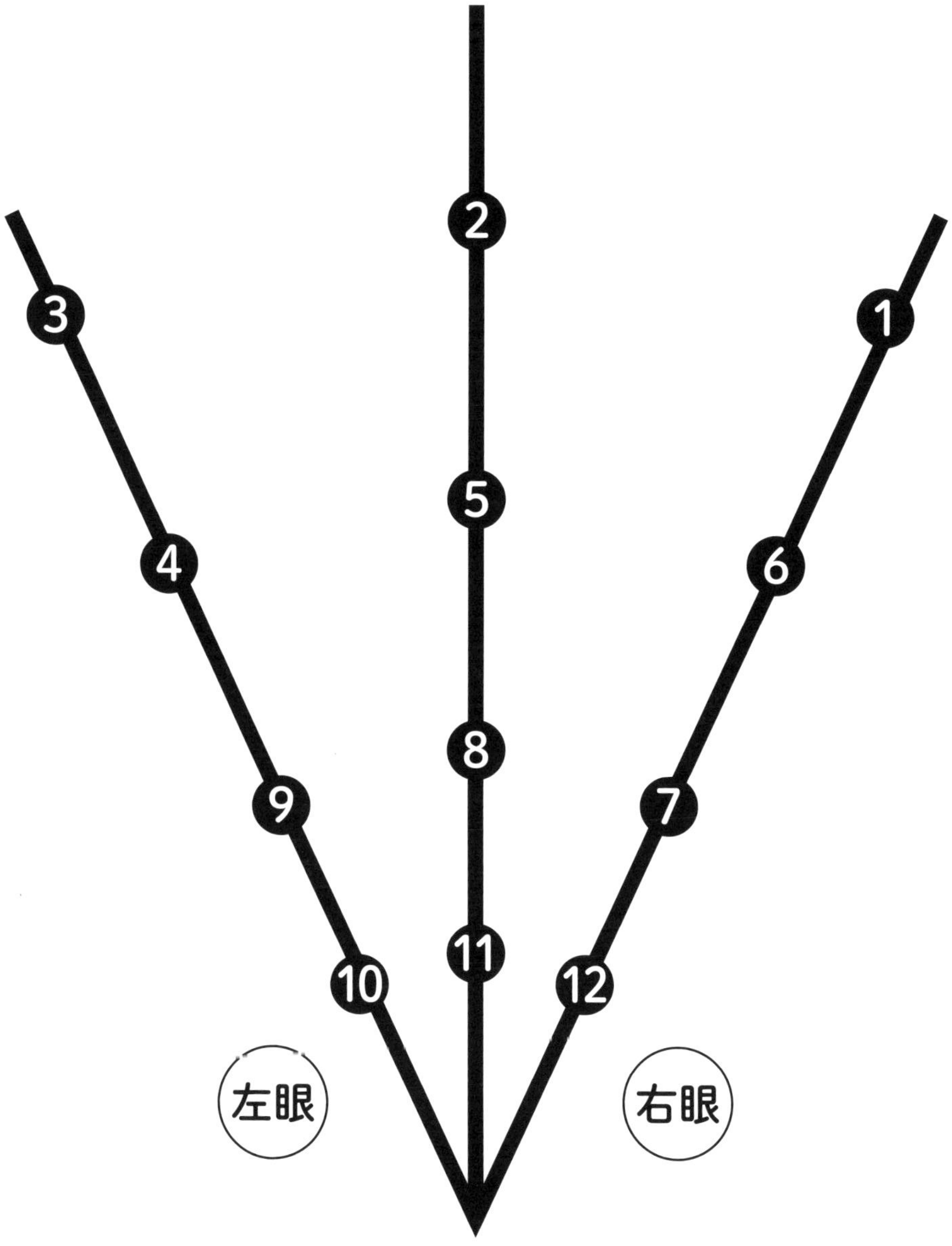

両眼を寄せるトレーニング

P117のやり方

3Dビジョン

「寄り眼」「離し眼」のトレーニングです。最初は難しいかもしれませんが、繰り返し行なううちにできるようになります

① トレーニングを行なうページを開き、顔の正面で本を持ちます。

寄り眼のトレーニング

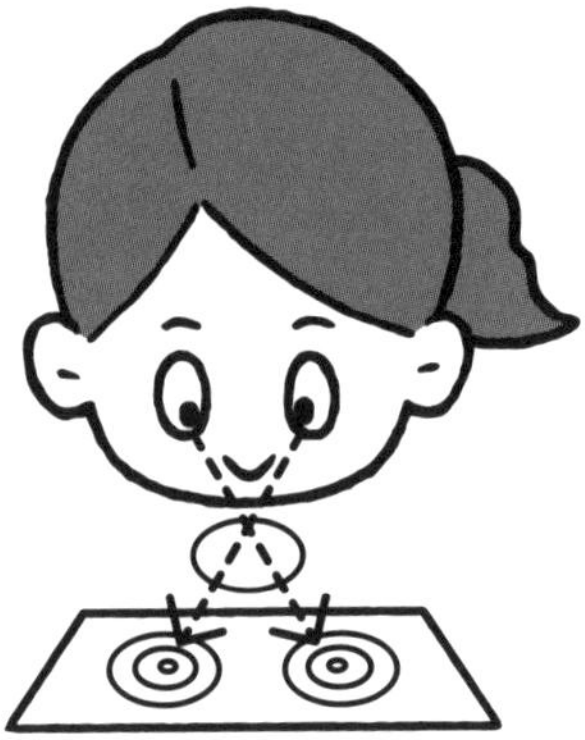

右眼で左のマークを、左眼で右のマークを見ます。寄り眼が正しくできているときはマークが３つに見え、真ん中の丸が飛び出して見えます。

離し眼のトレーニング

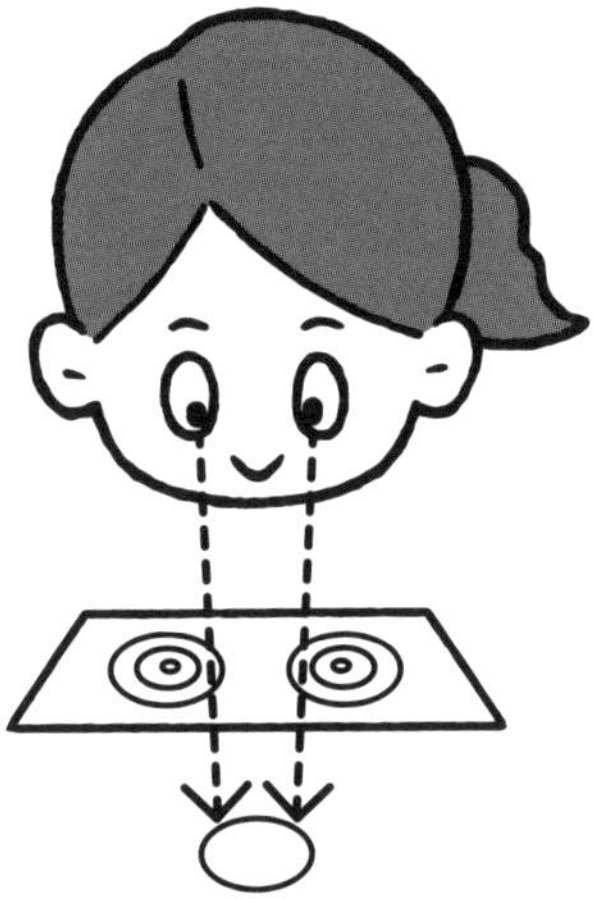

右眼で右のマークを、左眼で左のマークを見ます。離し眼が正しくできているときはマークが３つに見え、真ん中の丸が沈んで見えます。

POINT! 視点を固定したまま本を顔から遠ざけたり、近づけたりしてみましょう。

両眼を寄せるトレーニング
4

3Dビジョン

右ページのやり方を参考に、「寄り眼」と「離し眼」で見ていきましょう。下に行くほど難易度が高くなります

①
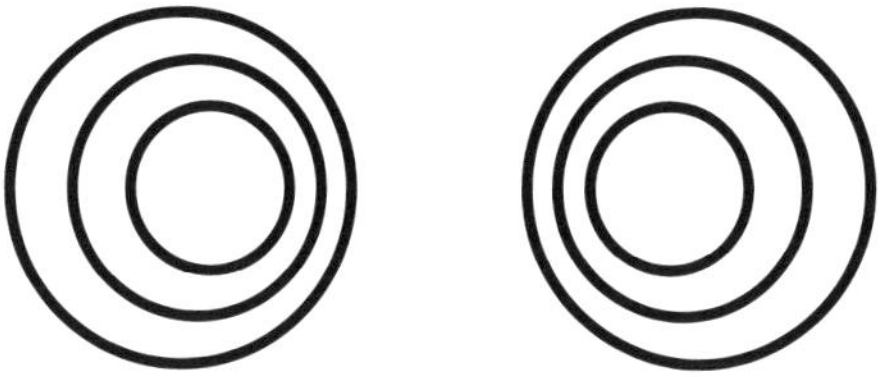

②

③

追従性眼球運動
トレーニング
1

線なぞり 基本編

線を眼で追うことで眼球の動きをよくするトレーニング。スタートからゴールまでの線を指でなぞりながら眼で追いかけよう。ゴールに着いたら逆にたどろう!

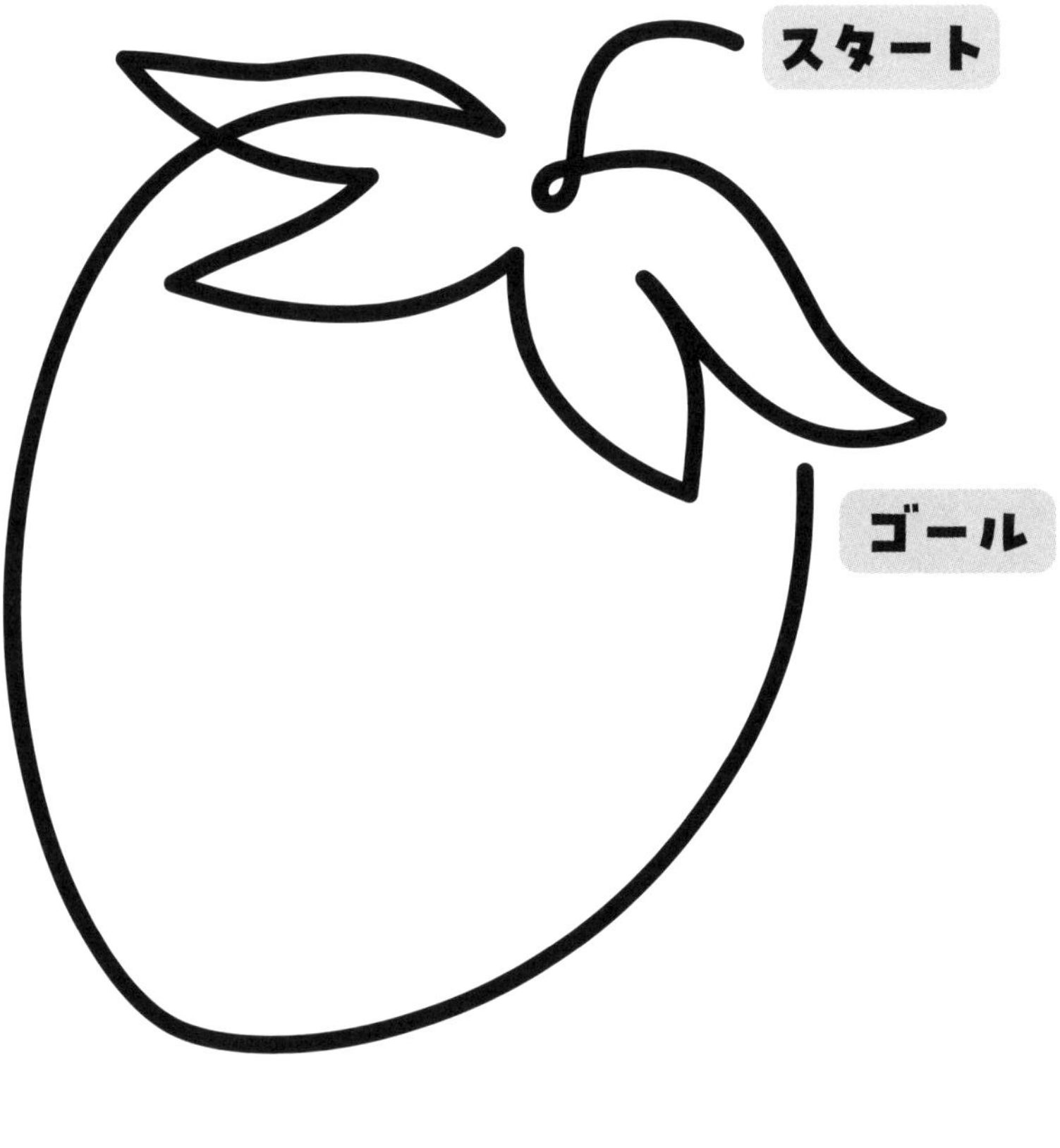

POINT! ゆっくりていねいに。線からはみださないように。

追従性眼球運動
トレーニング
2

線なぞり 応用編

スタートからゴールまでの線を指でなぞりながら眼で追いかけよう。ゴールに着いたら逆にたどろう!

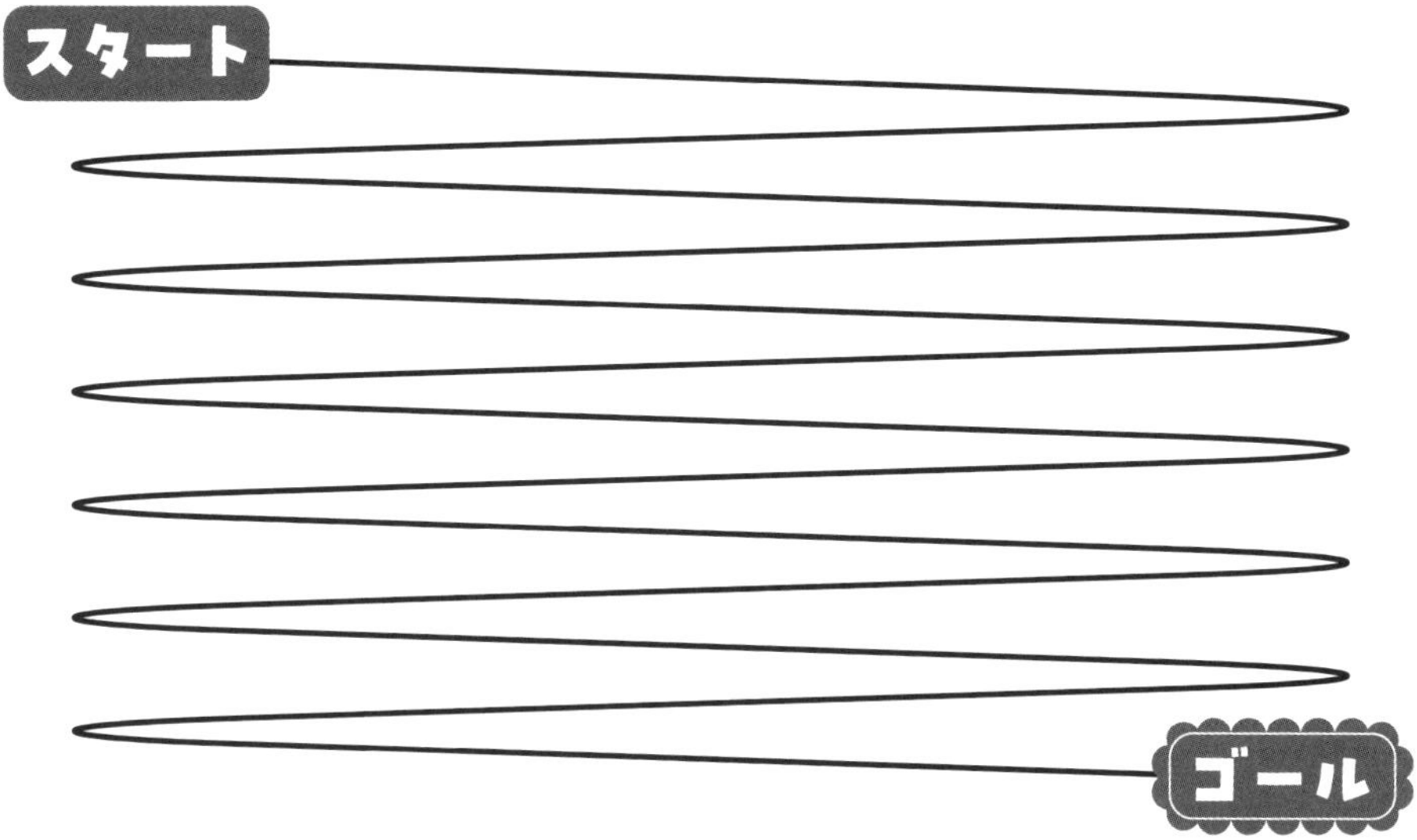

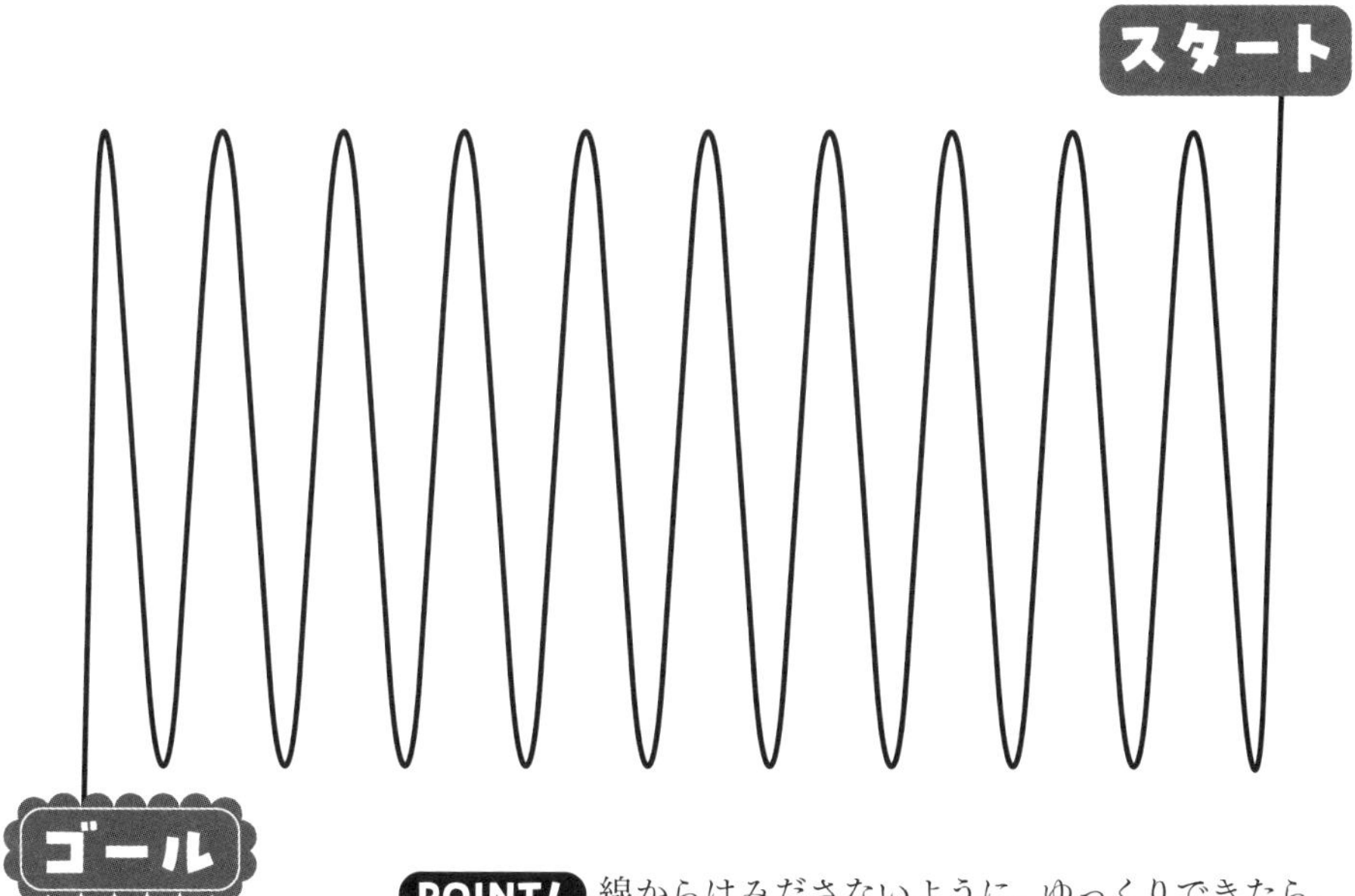

POINT! 線からはみださないように。ゆっくりできたら、スピードを速めてやってみよう。

追従性眼球運動
トレーニング
3

線迷路 基本編

ギザギザの線を眼で追うトレーニング。同じマークから同じマークまでの線を指でなぞりながら眼で追います。途中、ひらがなのところで声を出して読み上げよう

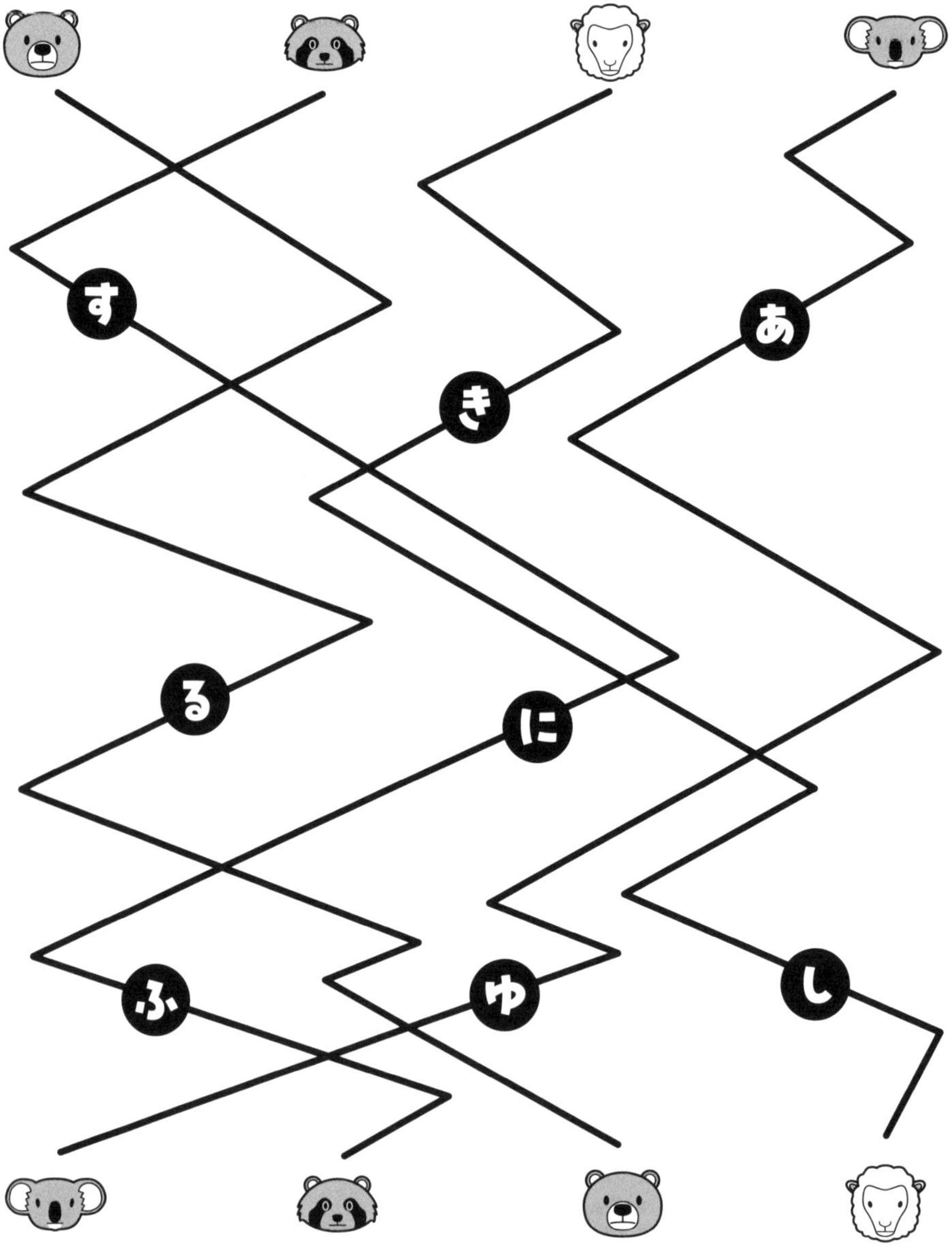

POINT! 角までしっかりと眼で追いましょう。顔を動かさず、眼だけを動かすように。

追従性眼球運動トレーニング

4

線迷路 応用編

ギザギザの線を眼で追うトレーニング。同じマークから同じマークまでの線を指でなぞりながら眼で追います。途中、数字のところで声を出して読み上げよう

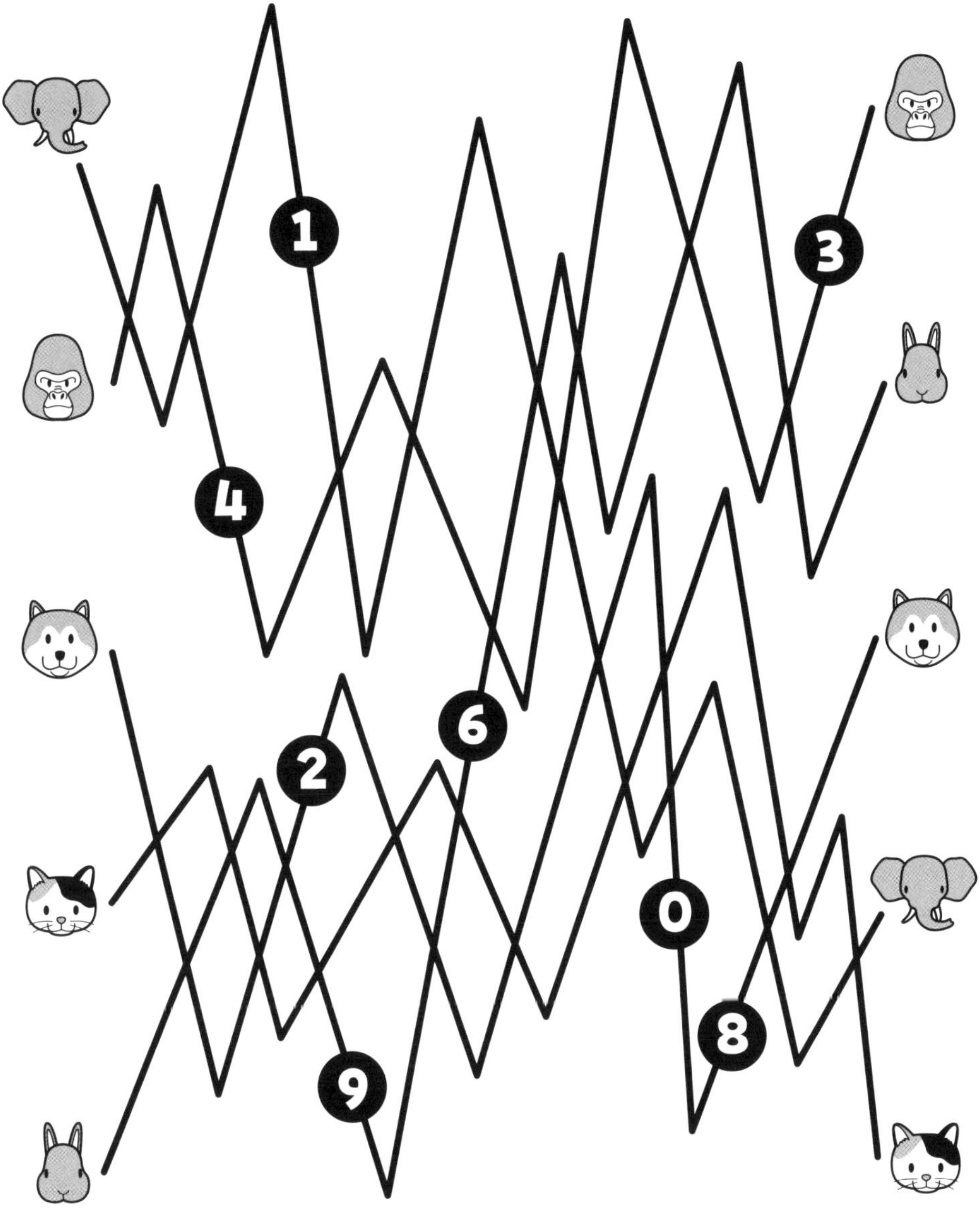

POINT! 顔を動かさず、眼だけを動かすように。スピードを変えてやってみよう。

追従性眼球運動
トレーニング
5

迷路 基本編

スタートからゴールまで迷路を眼で追って抜け出すトレーニング。ゴールにたどりついたらスタートに戻ろう！　脳も連動して活性化していく！

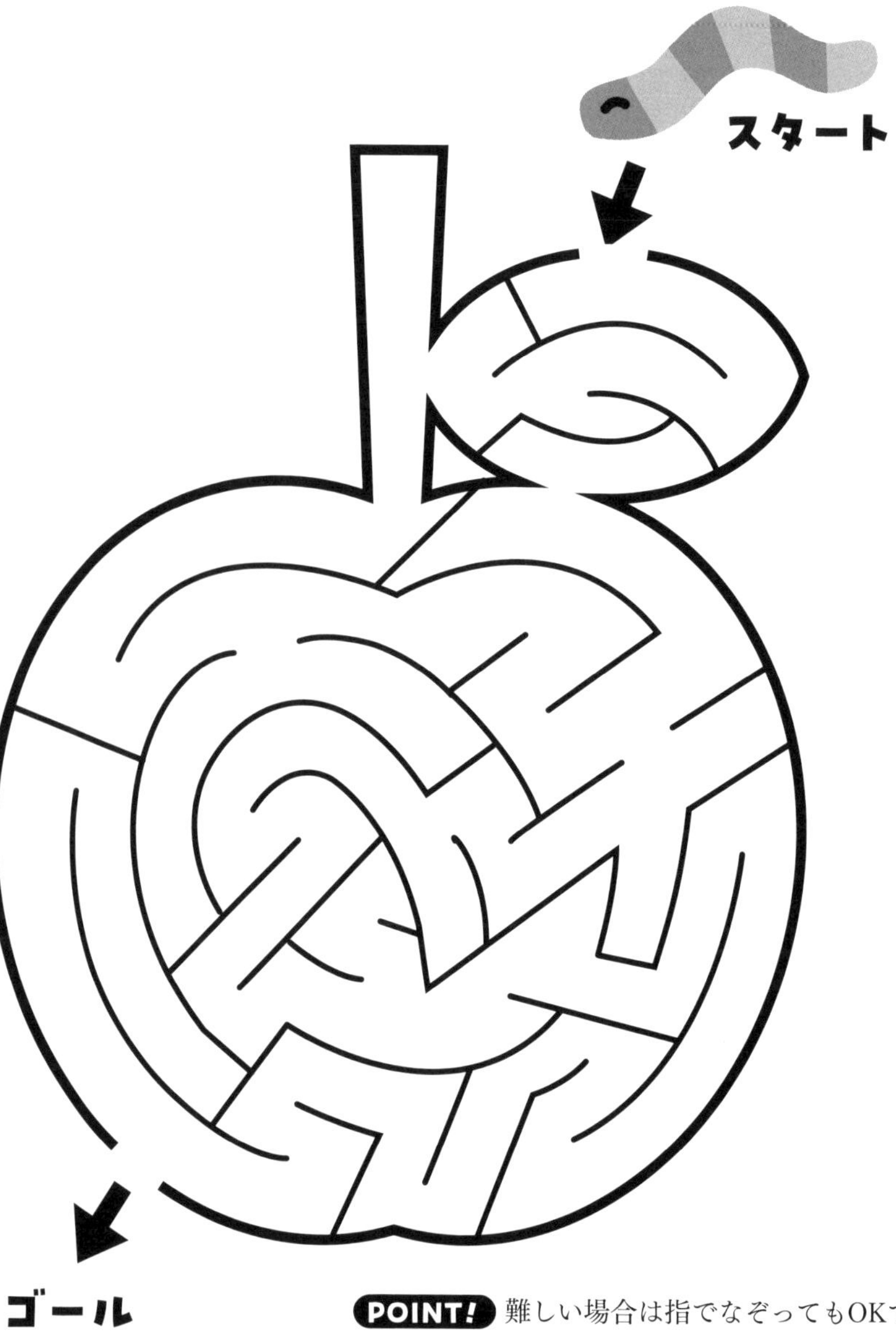

POINT! 難しい場合は指でなぞってもOKです。

追従性眼球運動トレーニング
6

迷路 応用編

迷路が長くなります。スタートからゴールまで、ゴールからスタートまで迷路を眼で追って抜け出そう。ゆっくり確実に眼を動かしていきましょう!

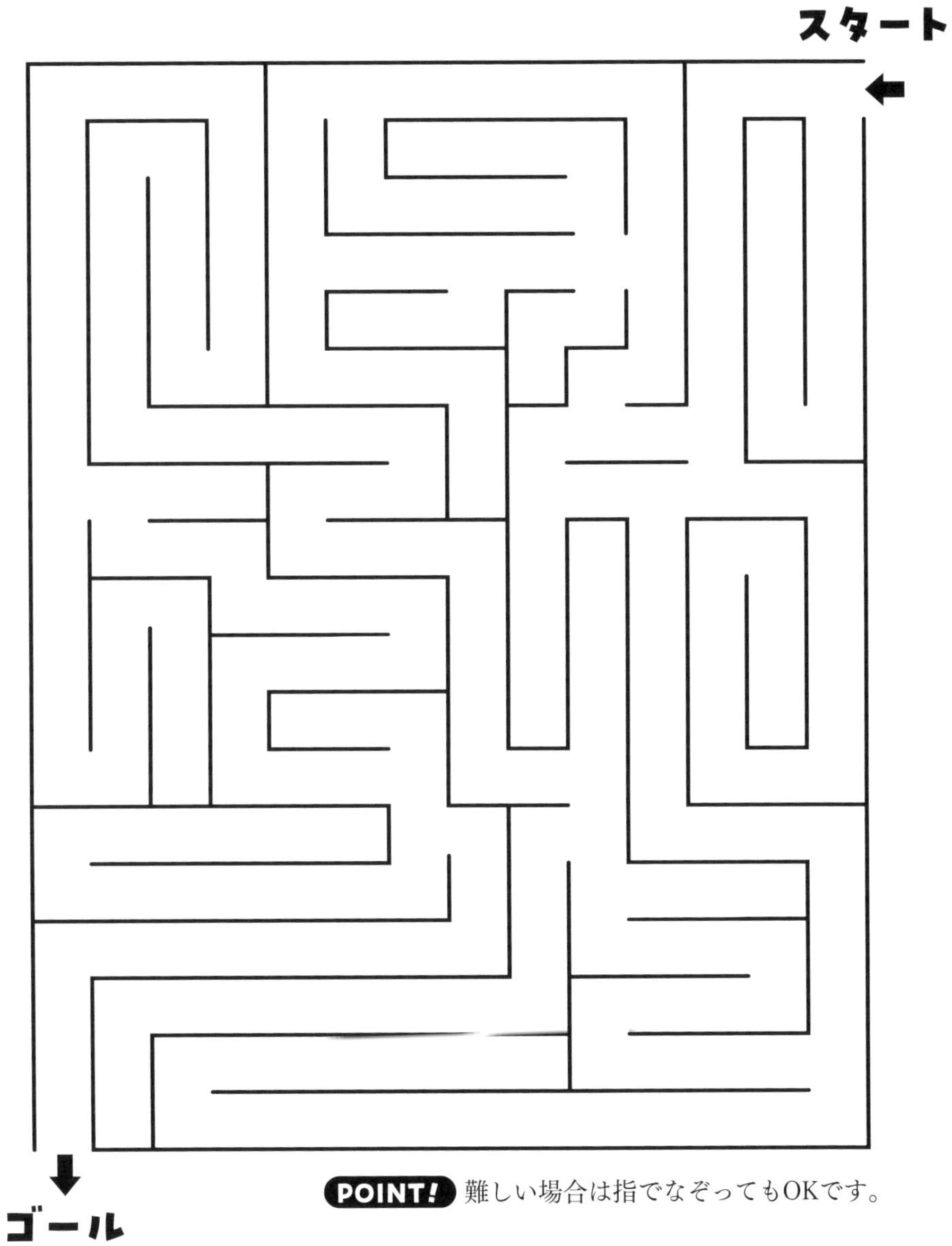

POINT! 難しい場合は指でなぞってもOKです。

視線をジャンプさせる
トレーニング
1

ナンバータッチ 基本編

視線をすばやくジャンプさせ、1～ 40までの数字を順に眼で追いながら指でタッチします。できるだけ顔を動かさず、眼だけをしっかり動かしましょう

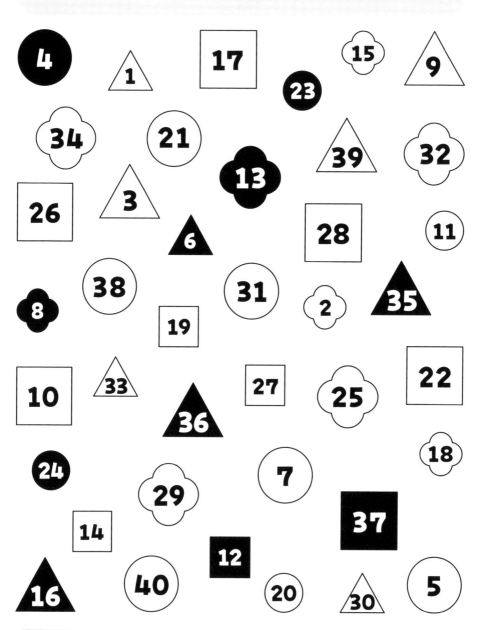

POINT! 慣れてきたらスピードアップを心がけよう。

視線をジャンプさせるトレーニング

2

ナンバータッチ 応用編

視線をすばやくジャンプさせ、1時から12時までの時計を順に眼で追いながら指でタッチします。あわてなくて大丈夫！　テンポよく選んでいきましょう

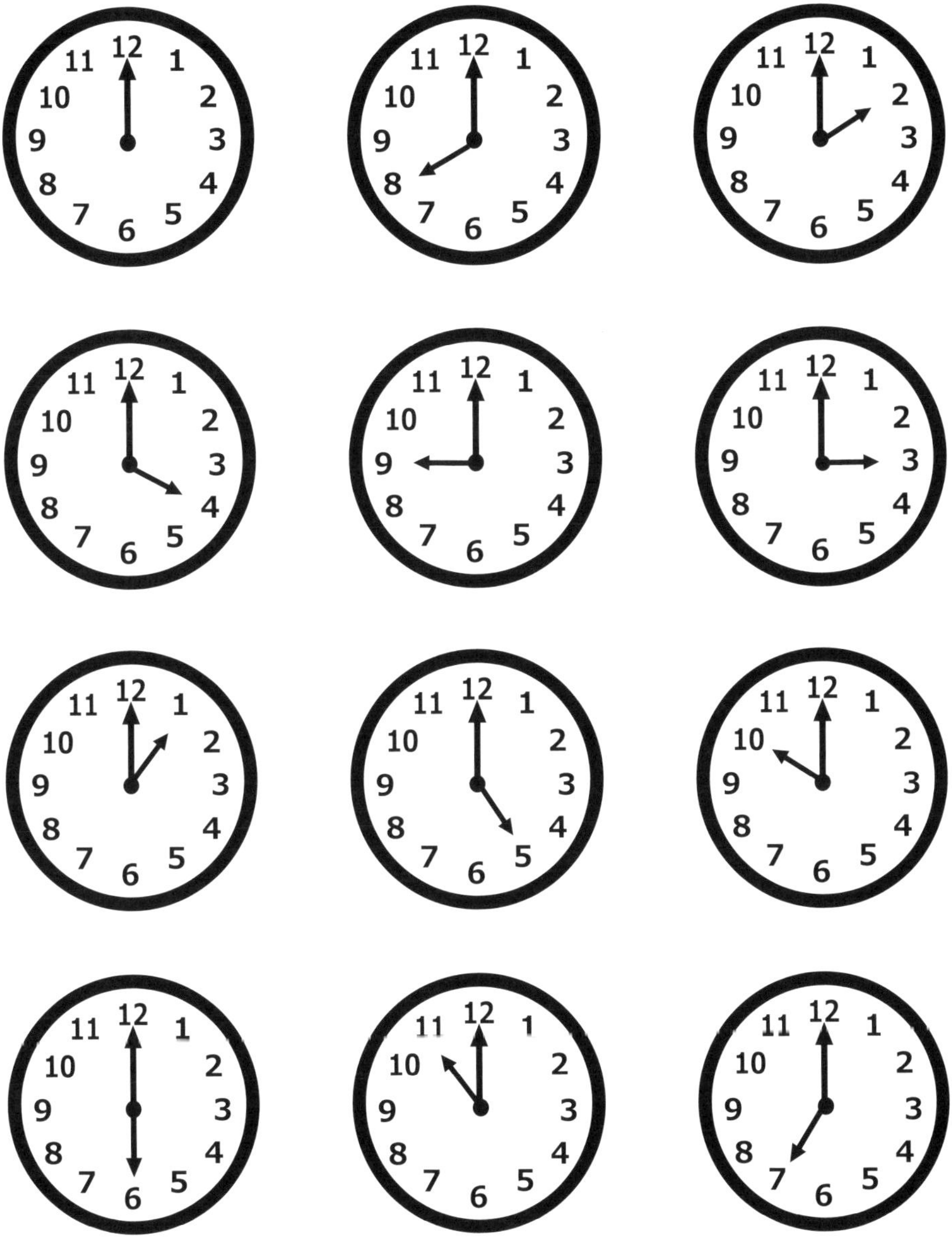

POINT! 慣れてきたらスピードアップを心がけよう。

視線をジャンプさせるトレーニング
3

アルファベットタッチ

AからZまでを眼で追いながら指でタッチします。できたら次に「DOG」「CAT」「HOUSE」など英単語を決めて追ってみましょう

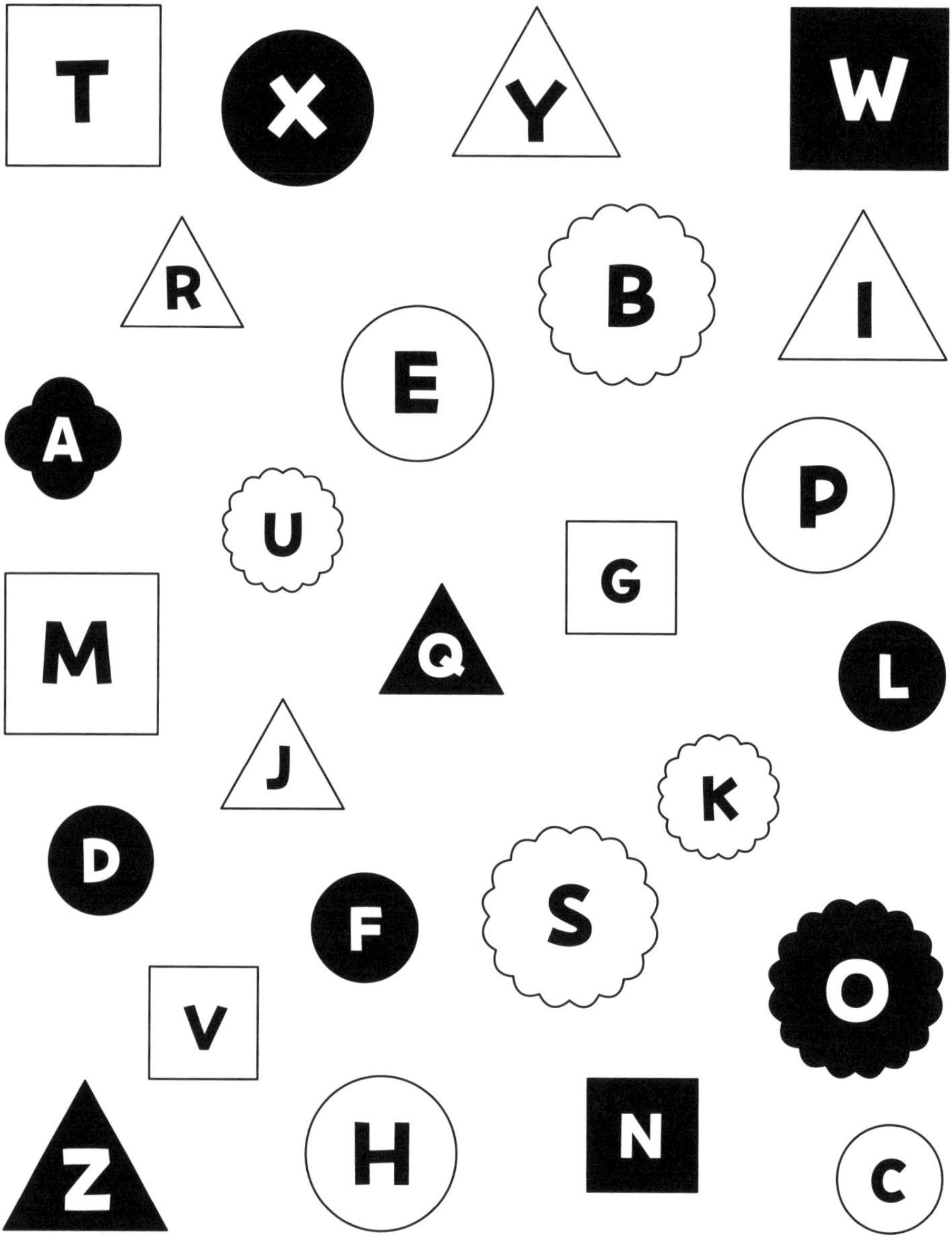

視線をジャンプさせるトレーニング 4

ひらがなランダム読み 基本編

ランダムに並んだひらがなを声を出して読み上げるトレーニング。Ⓐから Ⓑに向かって横方向に読み上げていく。すべて終わったら縦方向（Ⓑから）も読んでいきましょう

Ⓐ →　　　　　　Ⓑ ↓

ら	う	さ	く	ら	い	を	い	お	あ
ん	も	る	ち	ぴ	の	か	ま	え	ね
え	く	す	い	ろ	ら	と	あ	ふ	よ
ね	る	ち	も	め	む	く	れ	き	に
ぬ	ほ	つ	き	た	け	ふ	へ	ひ	そ
い	こ	う	へ	ふ	し	す	よ	の	て
わ	ほ	し	り	み	ら	め	ゆ	ひ	な
つ	を	ん	み	こ	や	は	さ	ふ	れ
そ	り	う	ゆ	せ	ろ	ぬ	か	と	ま
お	や	を	ん	な	む	て	の	に	さ

POINT! 慣れてきたらスピードアップして！

視線をジャンプさせるトレーニング
5

ひらがなランダム読み 応用編

127ページ同様にひらがなを読み上げる。虫食い状態のため眼をランダムに動かす必要があるので難易度アップ。声に出すことで脳との連携もさらにアップ!

B ↓

A →

ら	う			ら	い			お	あ
ん				ぴ	の	か	ま		ね
え	く		い	ろ		と		ふ	よ
	る	ち	も		む	く	れ		に
ぬ	ほ	つ				ふ	へ		そ
い			へ		し	す	よ		て
わ	ほ	し			ら		ゆ		な
		ん	み			は	さ		れ
そ	り	う		せ		ぬ	か	と	ま
お		を	ん		む	て		に	さ

POINT! 慣れてきたらスピードアップして!

視線をジャンプさせるトレーニング

6

仲間を探せ！ 動物編

眼をジャンプさせて動かしながら、頭で忙しく考えるトレーニング。同じ動物を探し出しましょう。細かい模様を見分ける認知能力も鍛えることができます！

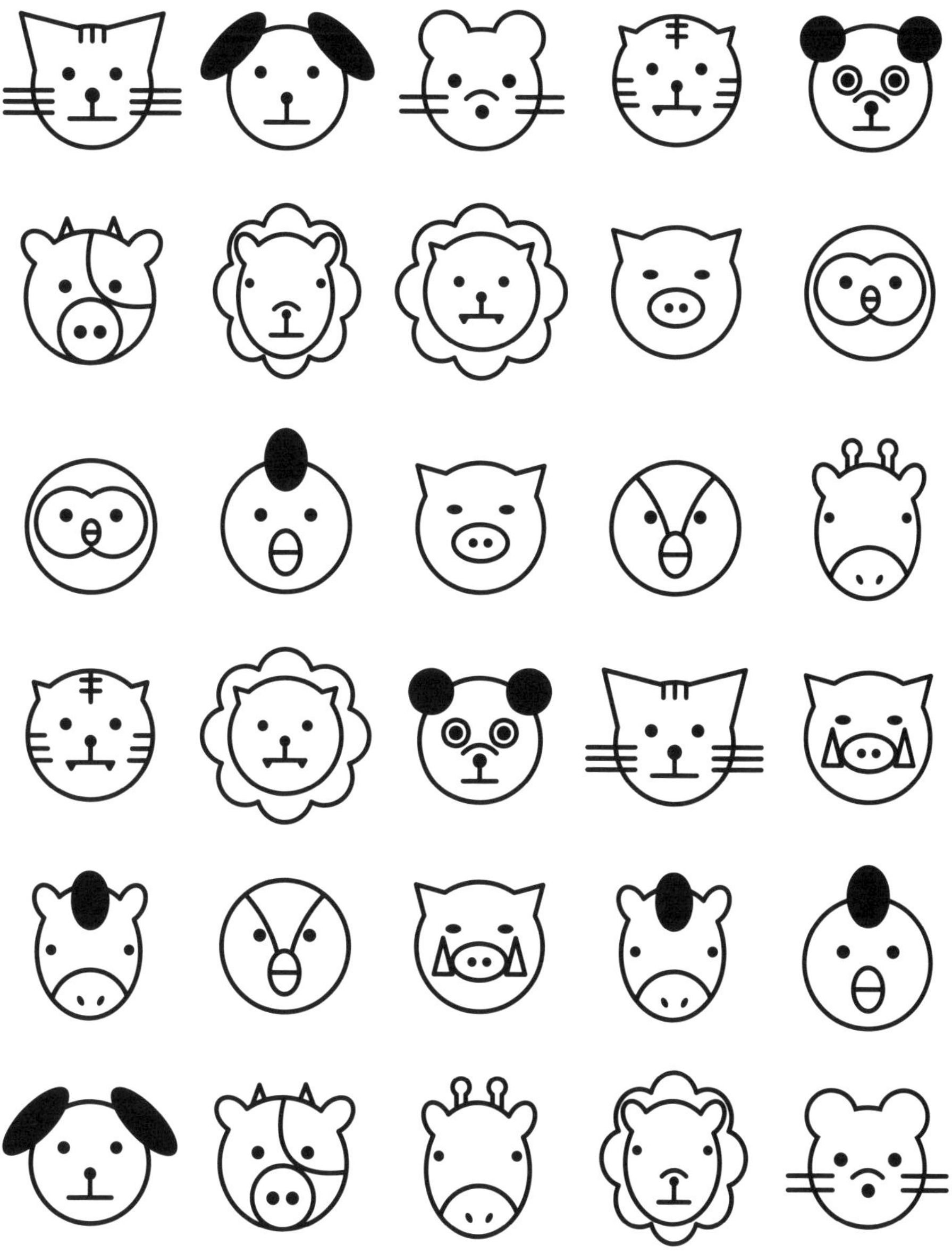

視線をジャンプさせるトレーニング

7

仲間を探せ！ 数字編

同じ4ケタの数字を探しましょう。少々難易度が高いですが、楽しみながらチャレンジしましょう！

4785　8651　2674　5796　7425　9467

1456　2323　1753　3465　1698　8646

2973　6833　2486　1753　3698　2674

9457　1456　3578　5861　2575　3698

6197　3465　8523　2323　4623　4159

6987　4785　3578　4623　2486　5614

7423　5796　8651　4967　4967　2030

5861　7979　6987　7896　6532　6197

9632　8646　9874　2030　6833　4159

7423　5614　7896　7532　1698　7425

2973　9467　8741　7532　7979　8741

8523　9457　9874　9632　2575　6532

視空間認知
トレーニング
1

点つなぎ　基本編

点と点を結んで見本と同じ図形を完成させましょう。線を引くことで「眼と体のチームワーク」もアップ！　慣れたら90度回転させた図形を描いてみましょう

見本

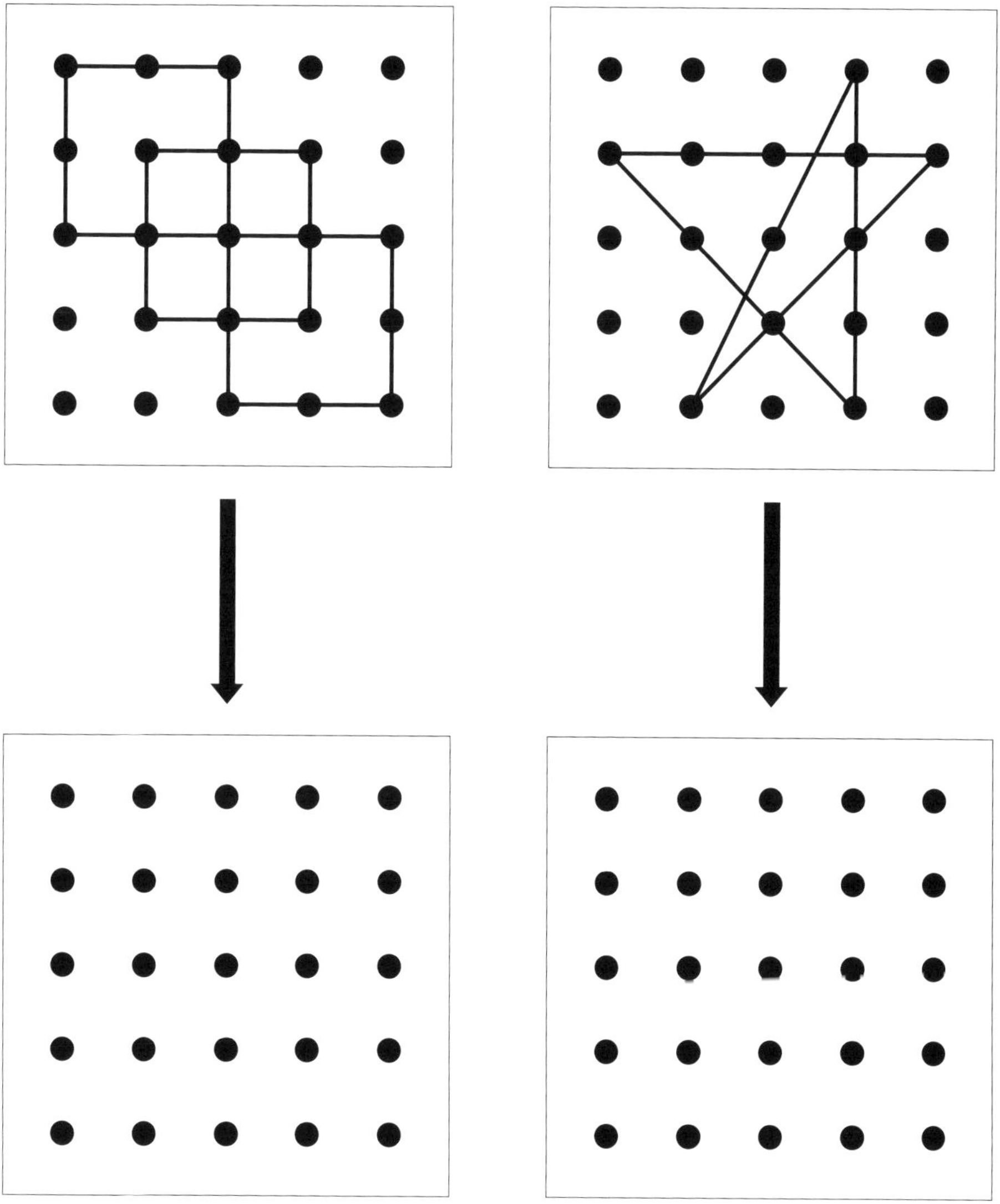

視空間認知トレーニング
2

点つなぎ 応用編

点と点を結んで見本と同じ図形を完成させましょう。立体になることで難易度がアップ！　慣れたら、90度回転させた図形も描いてみましょう

見本

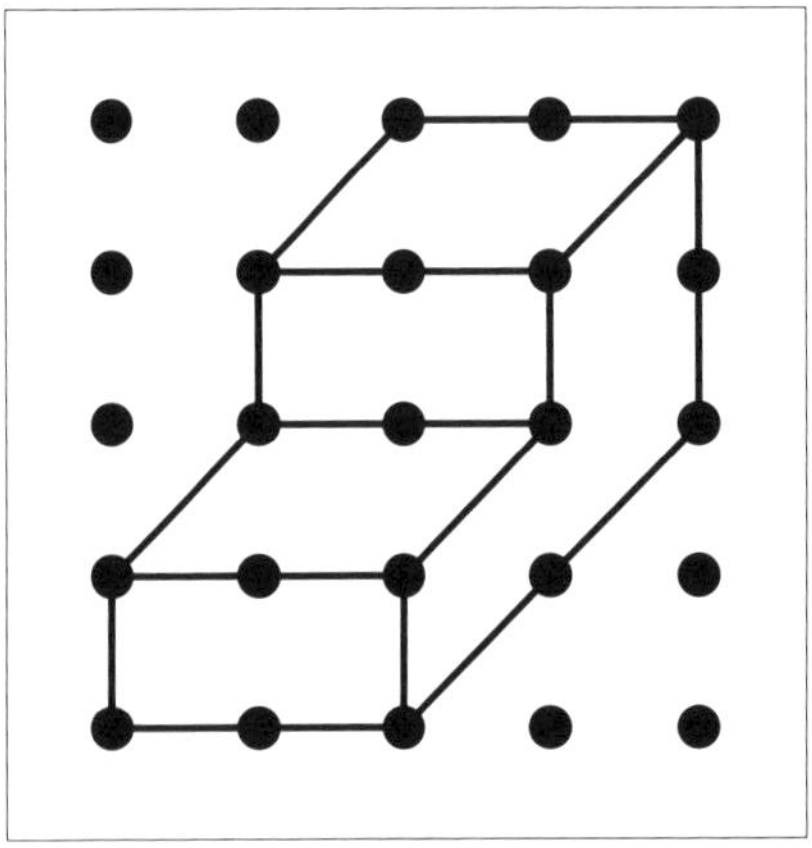

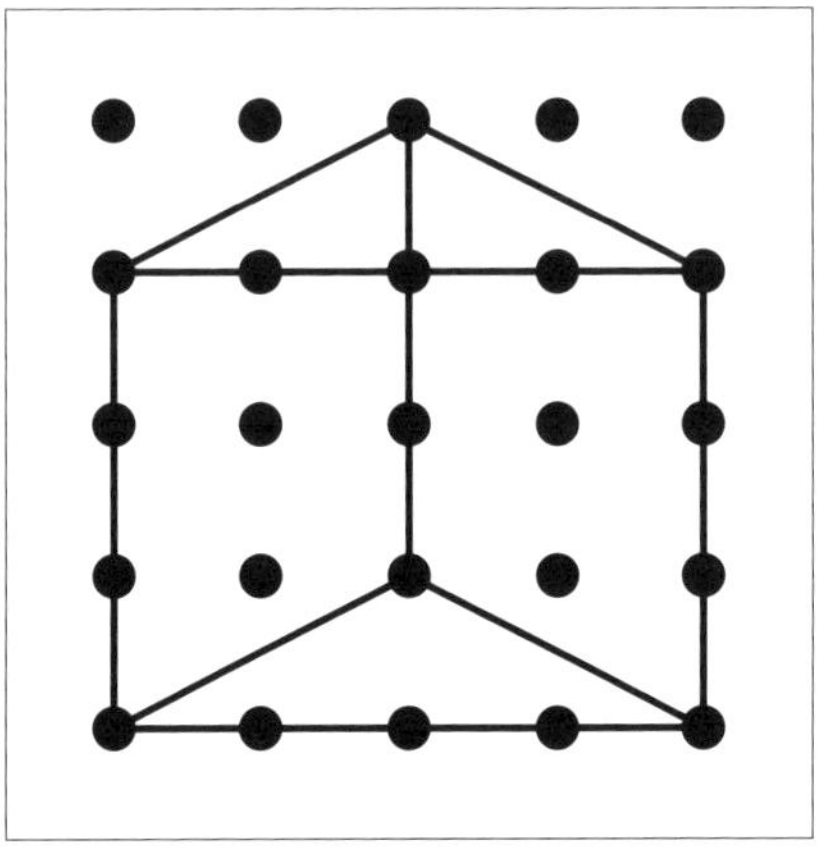

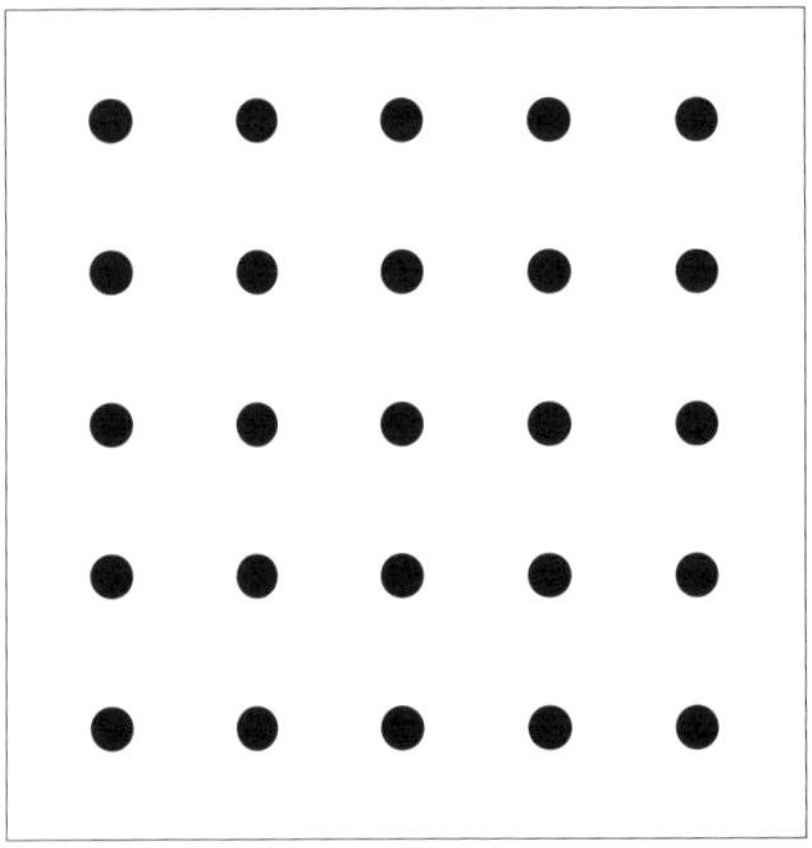

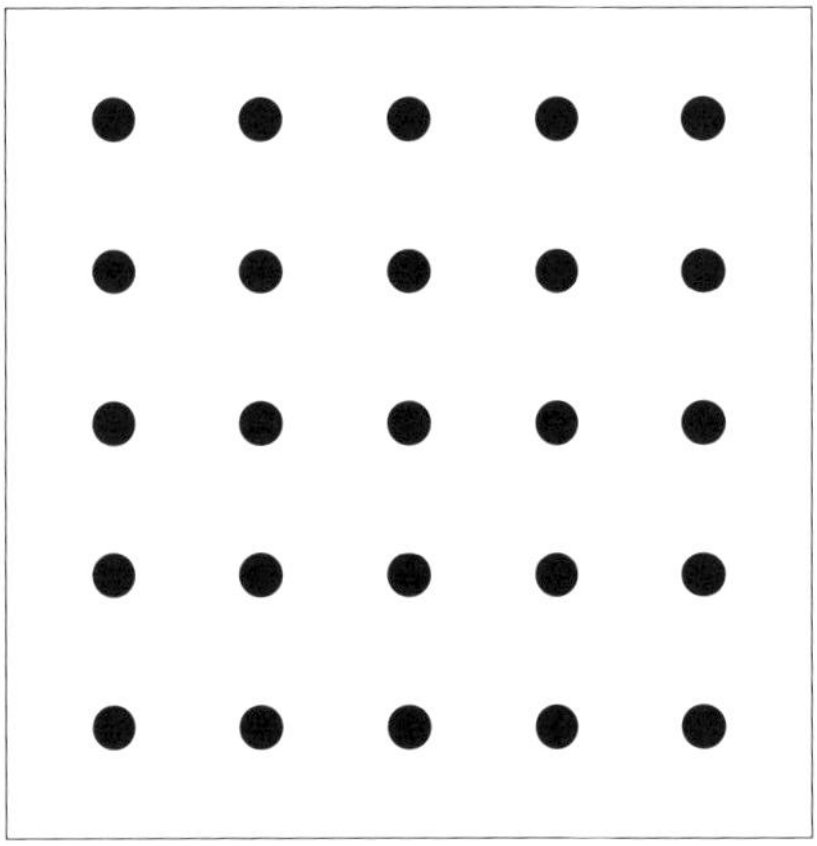

視空間認知
トレーニング
3

形と順番の記憶

1列ごとの形と順番を記憶します。見本を隠し記憶した通りに紙に描きましょう。記憶するときほかの列が見えると混乱しやすいので紙などで隠すといいでしょう

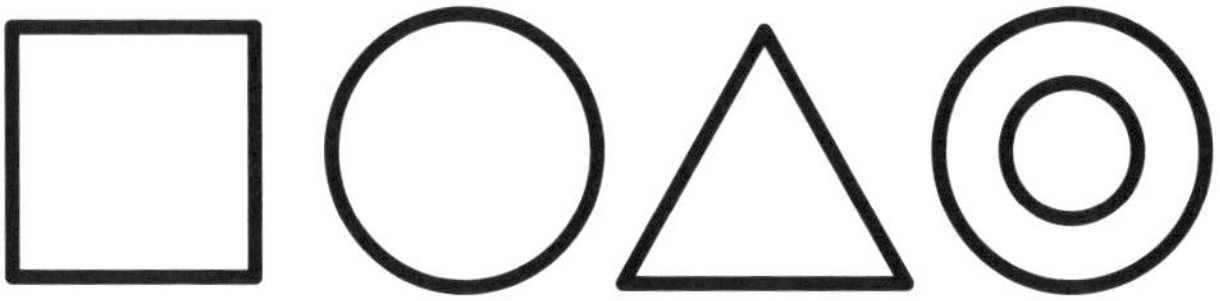

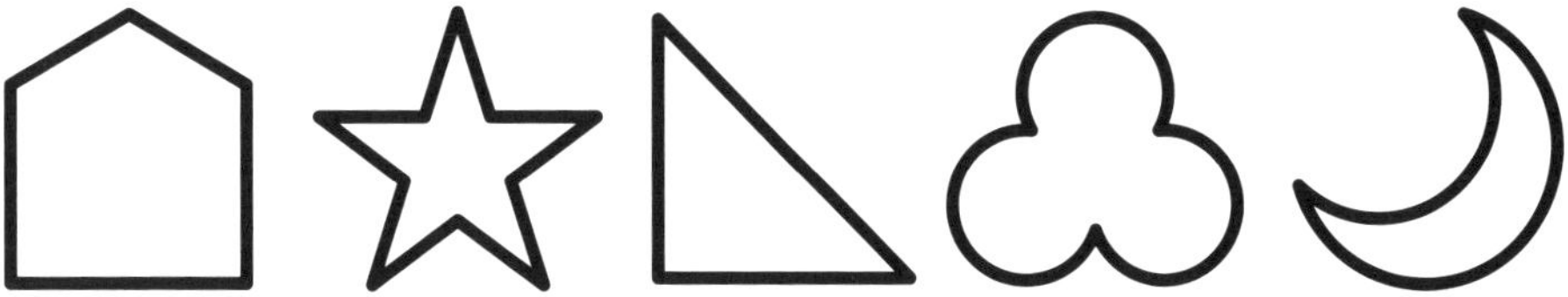

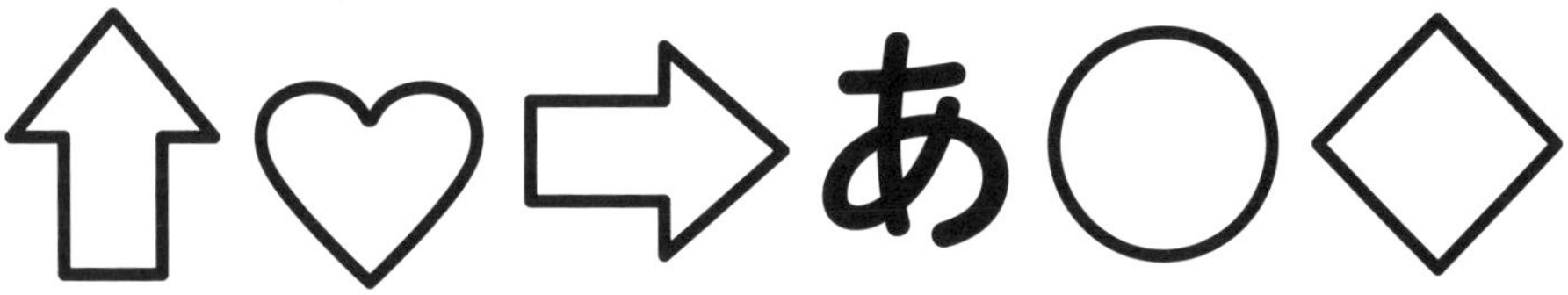

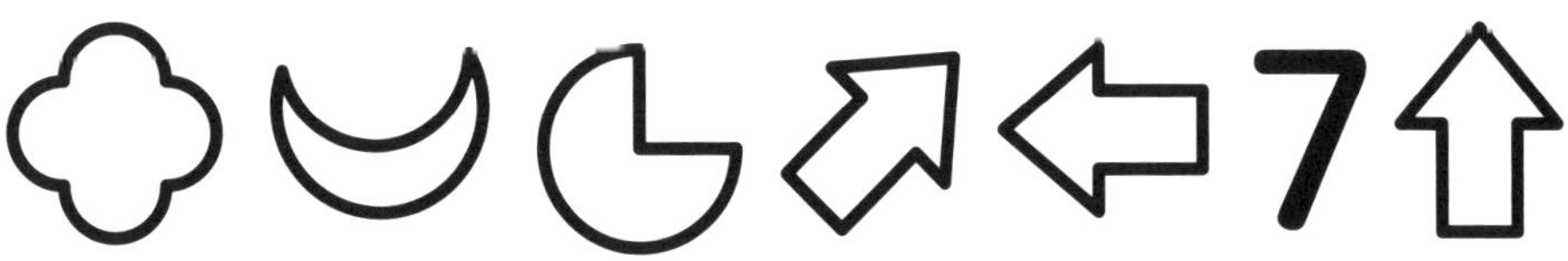

POINT! 慣れてきたらスピードアップして！

視空間認知
トレーニング
4

形と場所の記憶　基本編

見本を見て、表の中にどんな図形がどの位置にあるかを記憶します。見本を隠し、記憶した通りに下の表に描き込みましょう。記憶力も鍛えられます！

見本

○				
	×	△	×	
		○		
△				

				△
○	○	○		
		△		×
	×			

↓

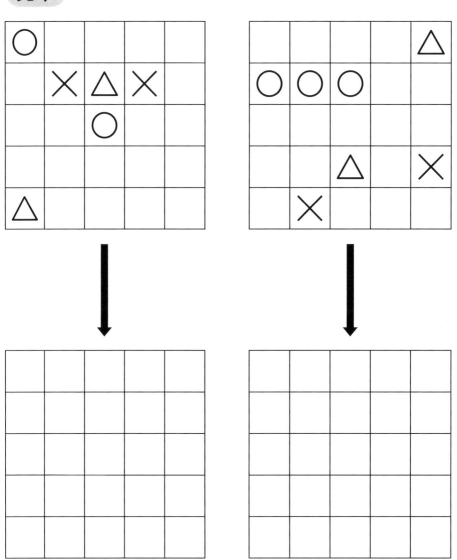

視空間認知トレーニング 5

形と場所の記憶 応用編

右ページ同様に記憶した通りに下の表に書き込みましょう。図形の種類や数が増えることで難易度アップ。慣れてきたら90度回転させた図を書いてみましょう

見本

	□		△	
○			○	
△		×		
		○		
		△		

☆				○
	□	△		
	○		□	
○				
	×			□

↓ ↓

ボディイメージが
アップするトレーニング
1

木のポーズ

片足立ちのポーズを取りながら指先を眼で追うことで、眼と体の連携を図るトレーニングです。体幹を鍛えることもできます！

① 背筋を伸ばしてまっすぐ立ちます。
目線はまっすぐ前方に向けましょう。
その状態から片足を上げて足の裏をもう一方の脚につけ、片足立ちになります。

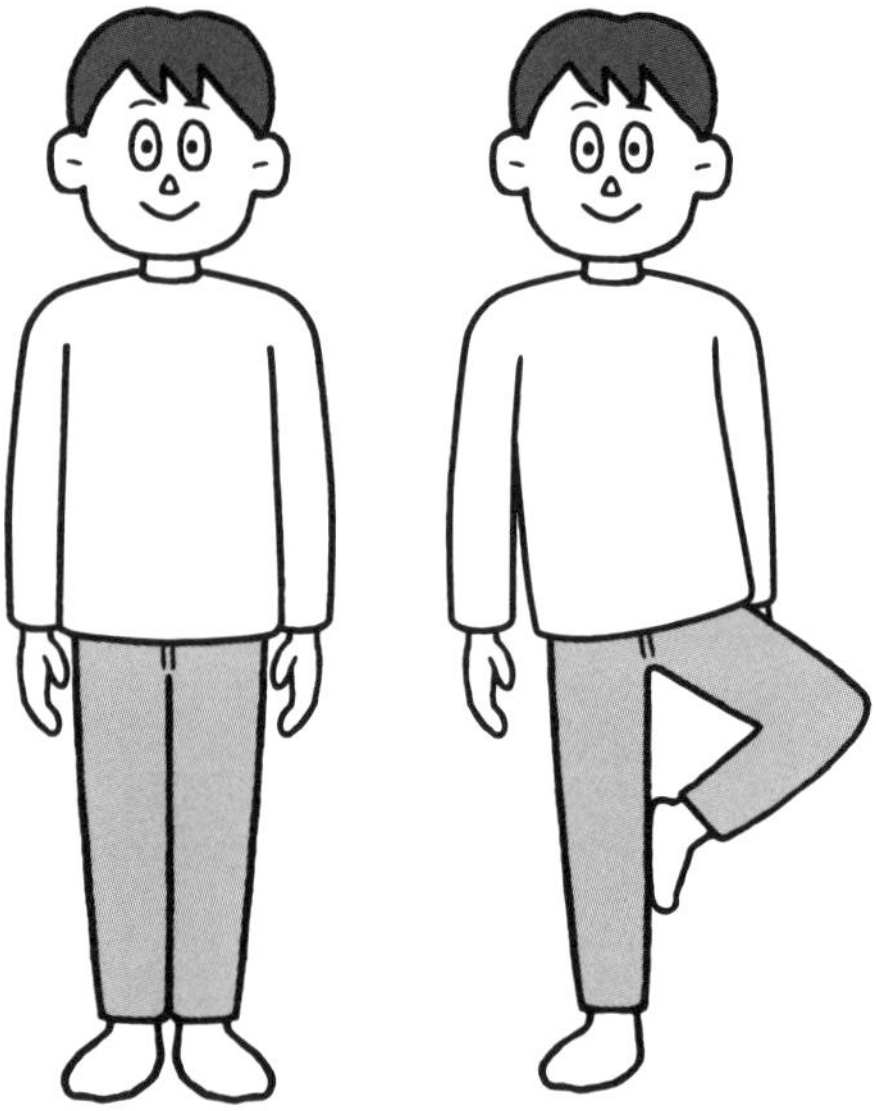

POINT!

周囲に障害物がない、安全な場所で行なってください。バランスを崩しそうになったら無理をせず、足を下ろしましょう。

② 片方の親指を立て、体から20〜30センチ離して眼の高さに上げ、指先に視線を合わせます。

③ 手をゆっくり左右に動かし、指先を眼で追います。

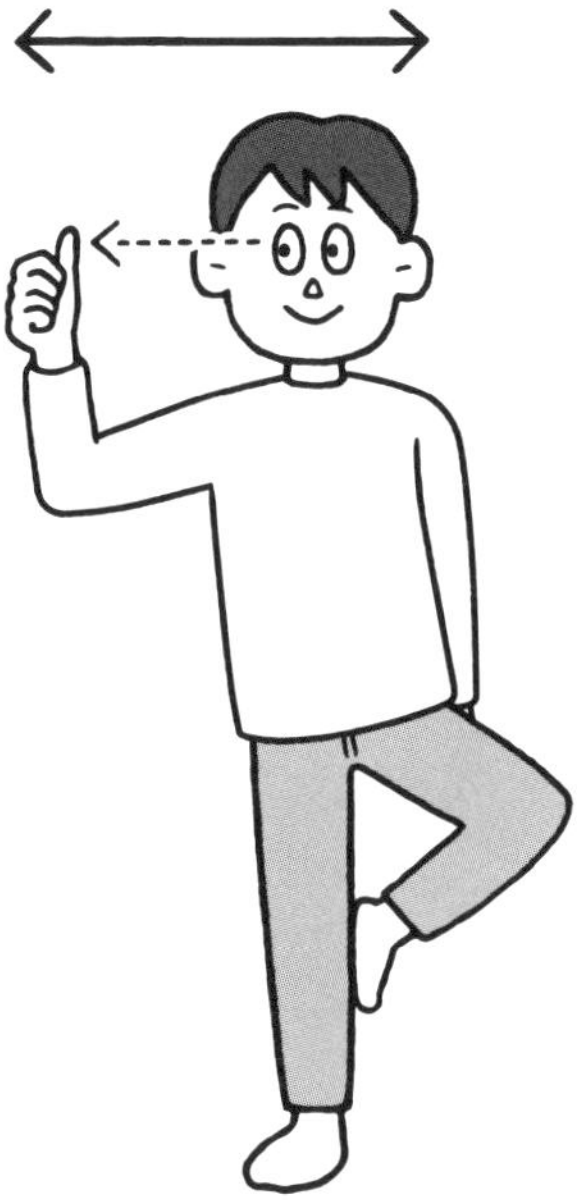

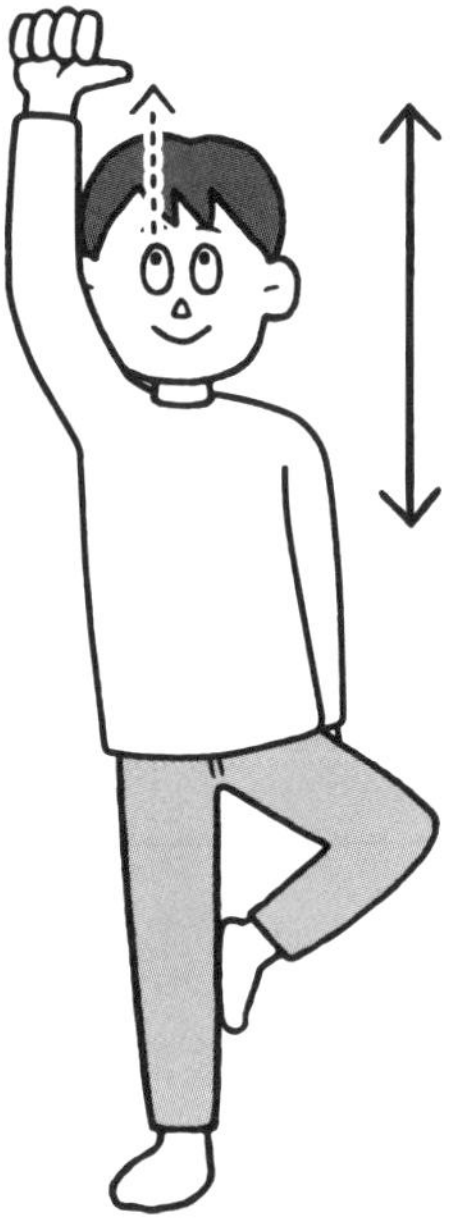

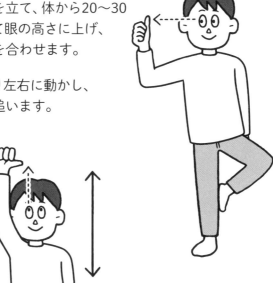

④ 手をゆっくり上下に動かし、指先を眼で追います。

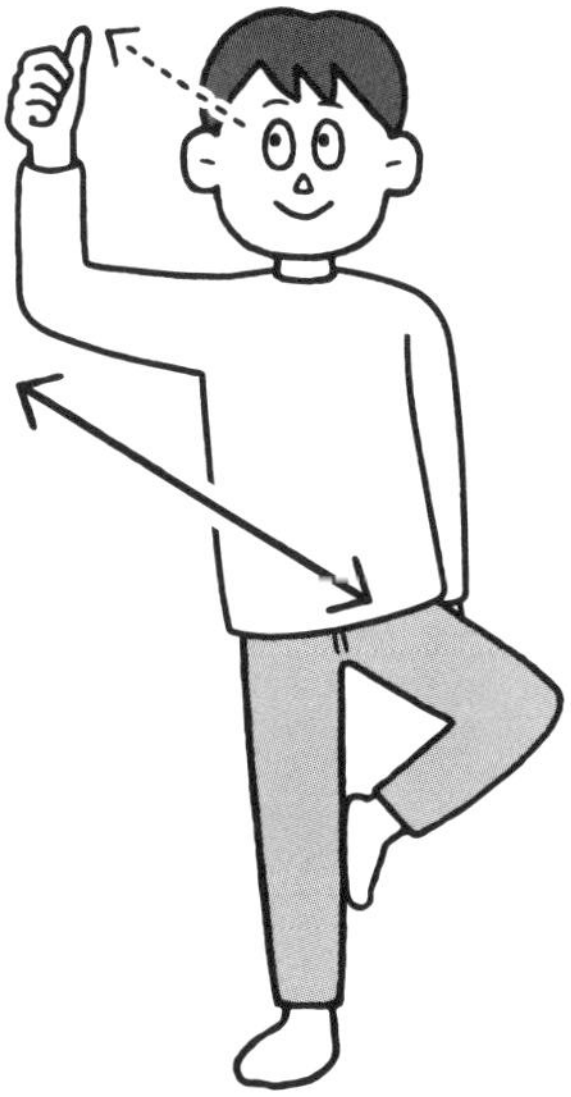

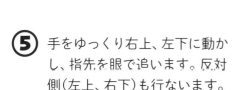

⑤ 手をゆっくり右上、左下に動かし、指先を眼で追います。反対側（左上、右下）も行ないます。

POINT!

いずれも手の動きは往復で10秒ぐらいのスピードで行ないましょう。

⑥ 手で右回りに大きく円を描き、
指先を眼で追います。
反対回りも行ないます。

POINT!

円の大きさは頭の上からおへそぐらいまでを目安に。

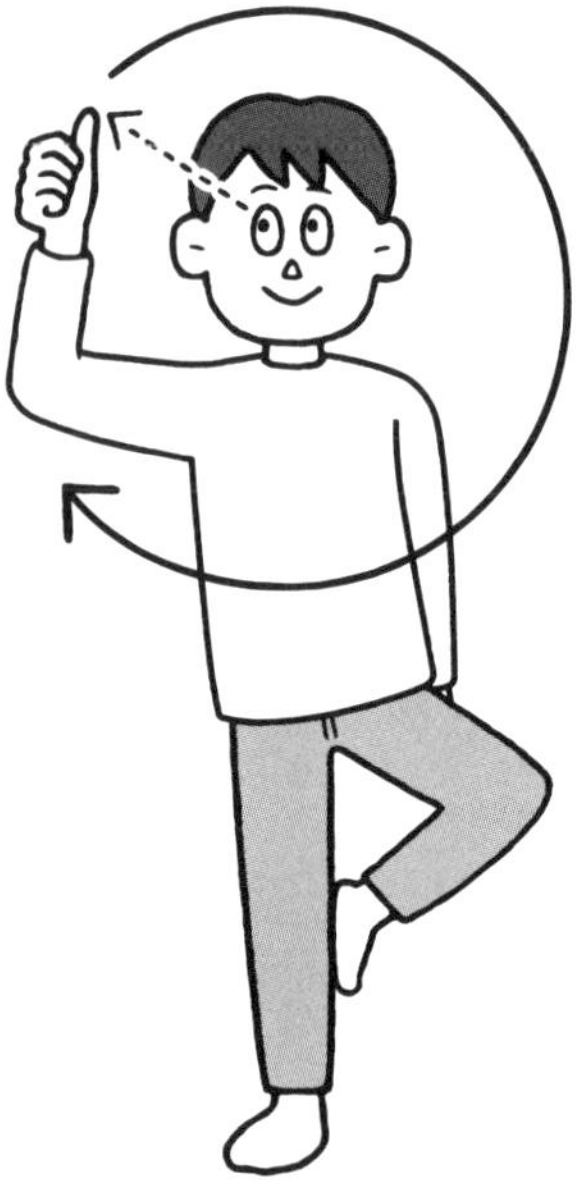

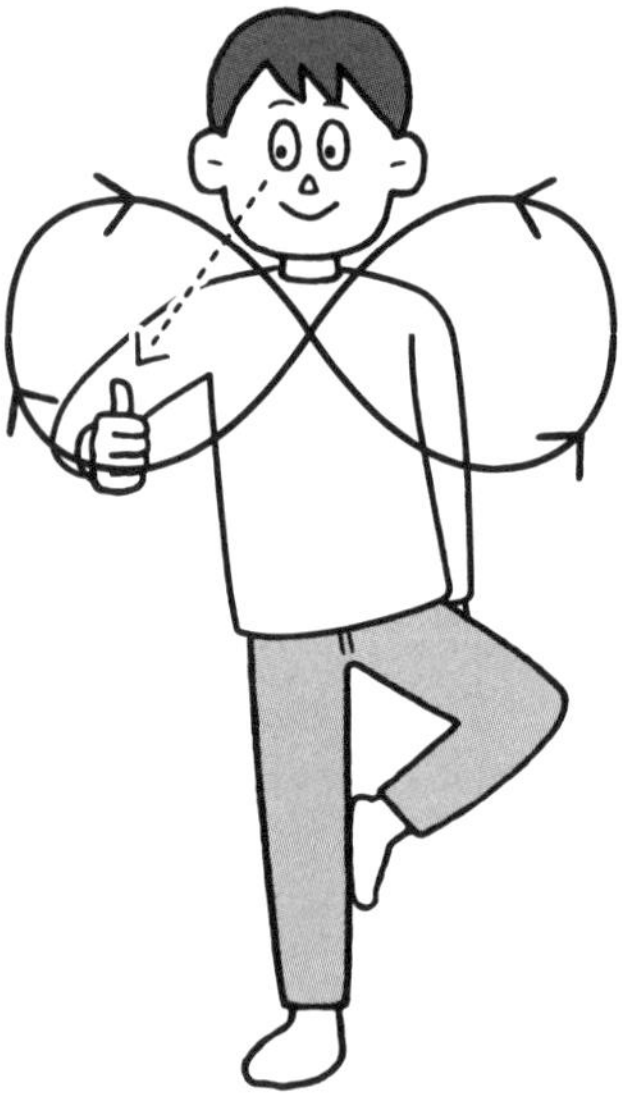

⑦ 手で顔のまわりに「8の字」を描き、指先を眼で追います。
反対回りでも行ないましょう。

POINT!

慣れてきたら「8の字」をだんだん大きくしていきましょう。

ボディイメージが
アップするトレーニング
2

じゃんけん体操

じゃんけんのイラストを見ながら、「あいこ」の手を出していきます。すべて終わったら次は「勝ち」「負け」バージョンもやってみましょう。慣れてきたらスピードアップしましょう

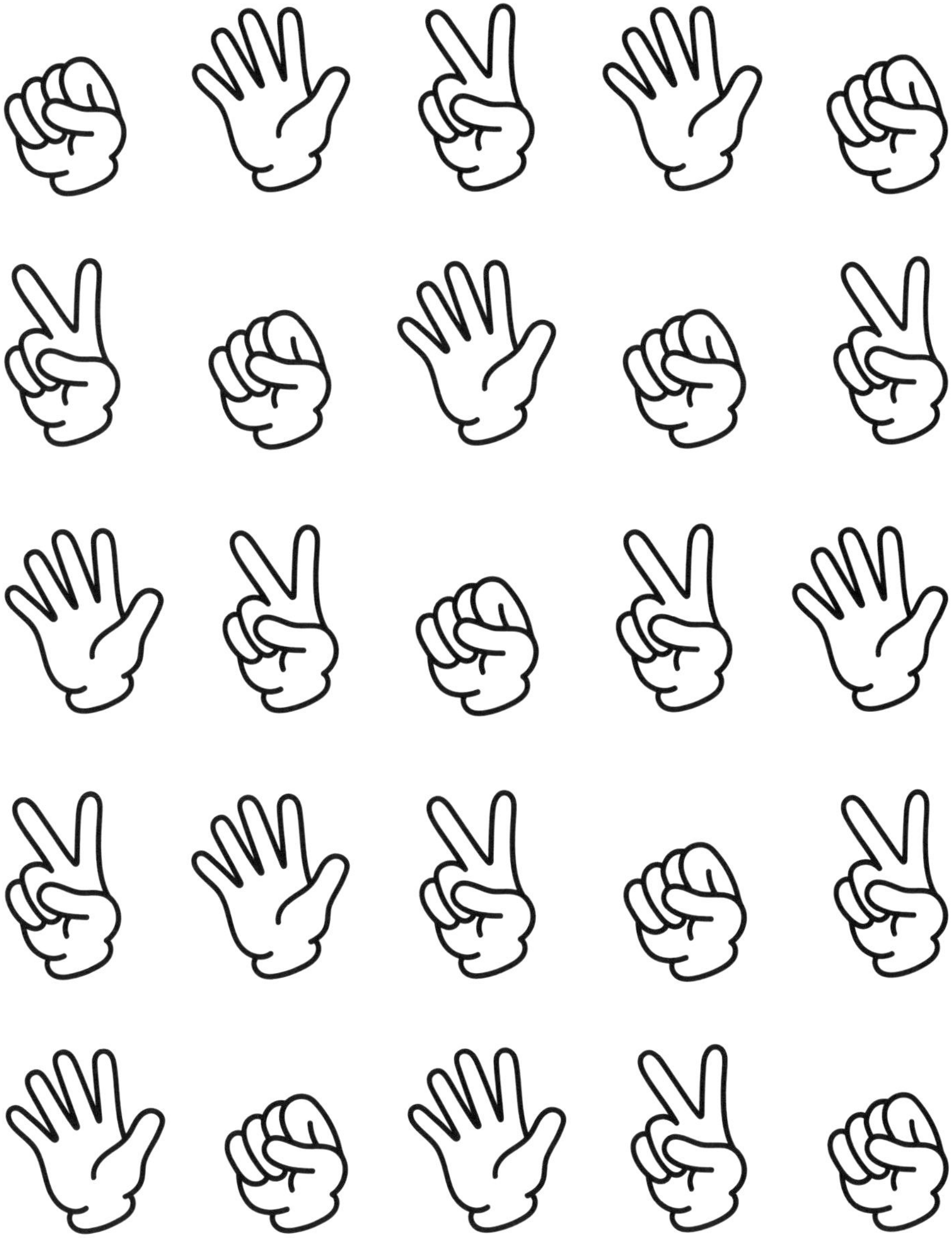

ボディイメージがアップするトレーニング
3

まねっこゲーム

イラストを見ながら同じポーズを取っていきましょう。全部終わったら見本と「左右対称」のポーズもやってみましょう。決して無理せず、手だけでもOKです！

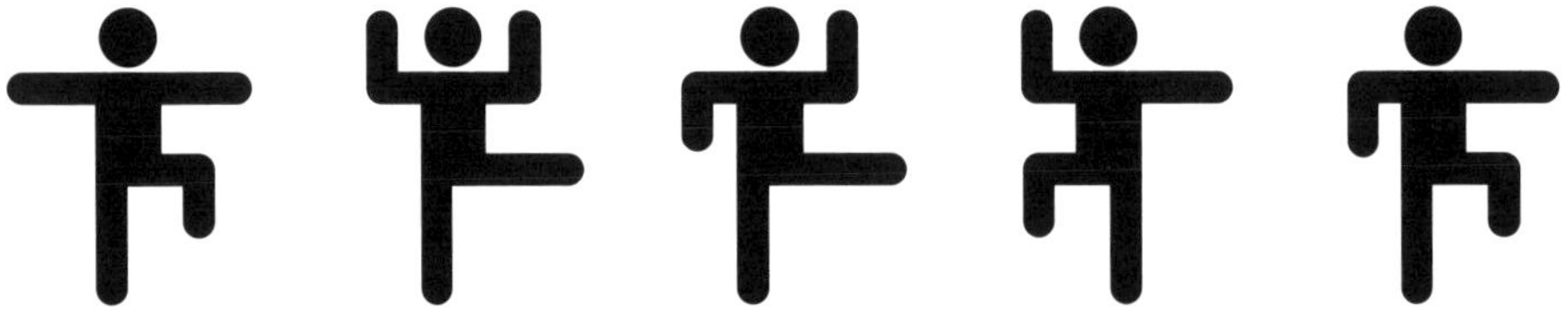

足を前に上げる　足を後ろに曲げる

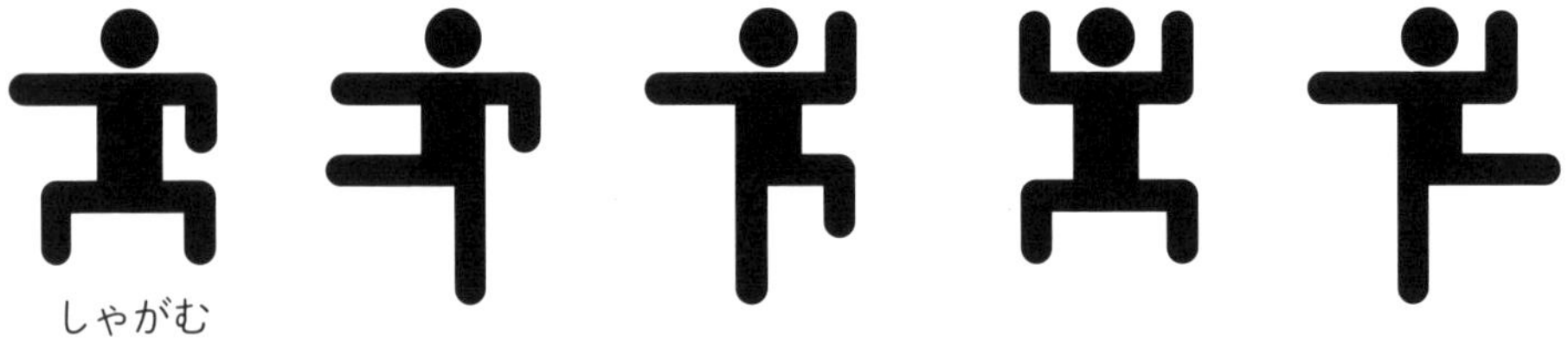

しゃがむ

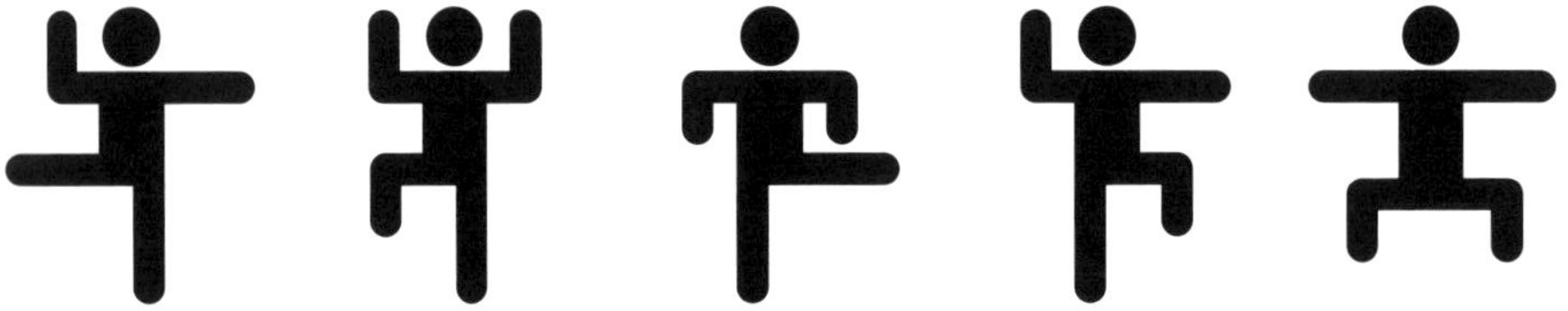

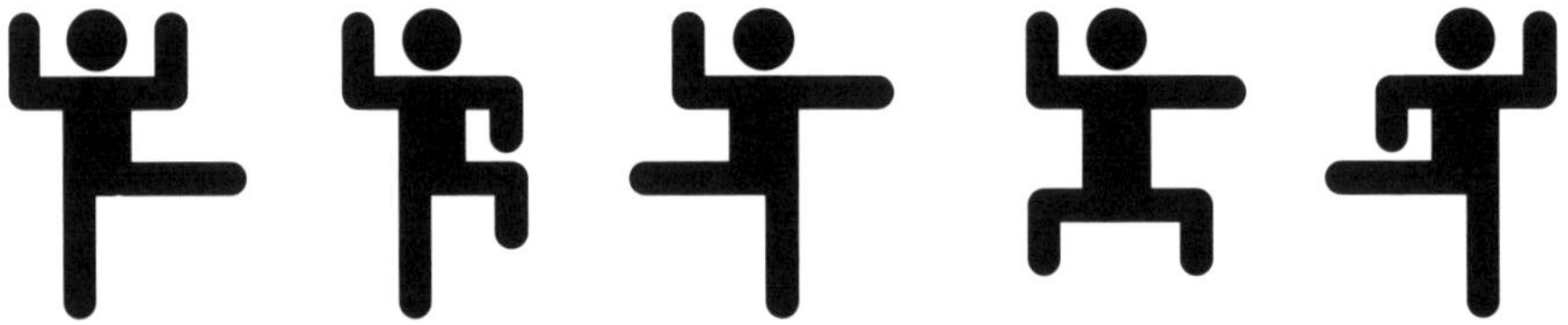

POINT! 周囲に障害物のない、安全な場所で行なってください。
ポーズは無理のない範囲で行いましょう。

ボディイメージがアップするトレーニング 4

ラインウォーク

まっすぐ歩きながら眼を動かすトレーニングです。眼と体の連携を図るとともに、集中力もつけることができます。

それぞれ10秒程度行ないましょう

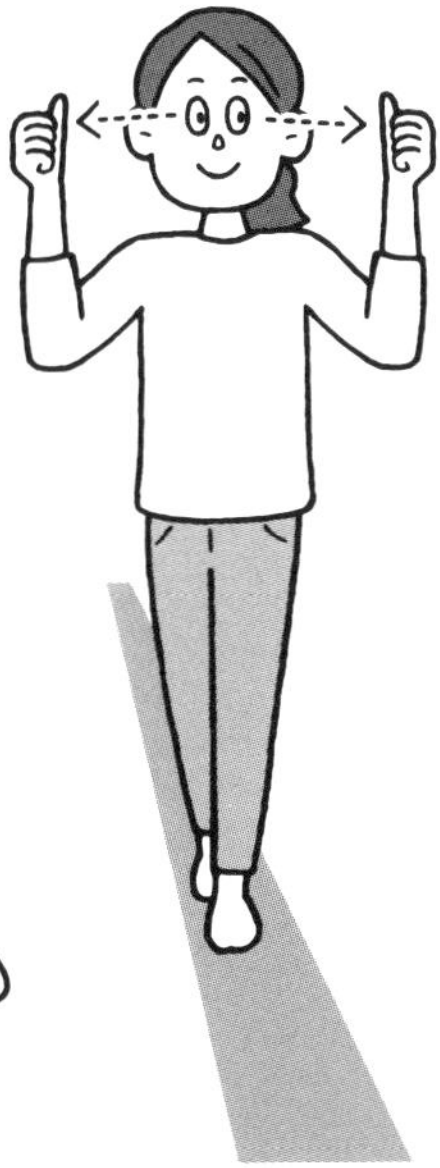

① 約30センチ幅くらいの１本のライン上を、歩幅は小さく、ゆっくり歩きます。

② 両手を上げて親指を立て、肩幅ほどに広げます。歩きながら左右の指先を１秒ずつ見ます。

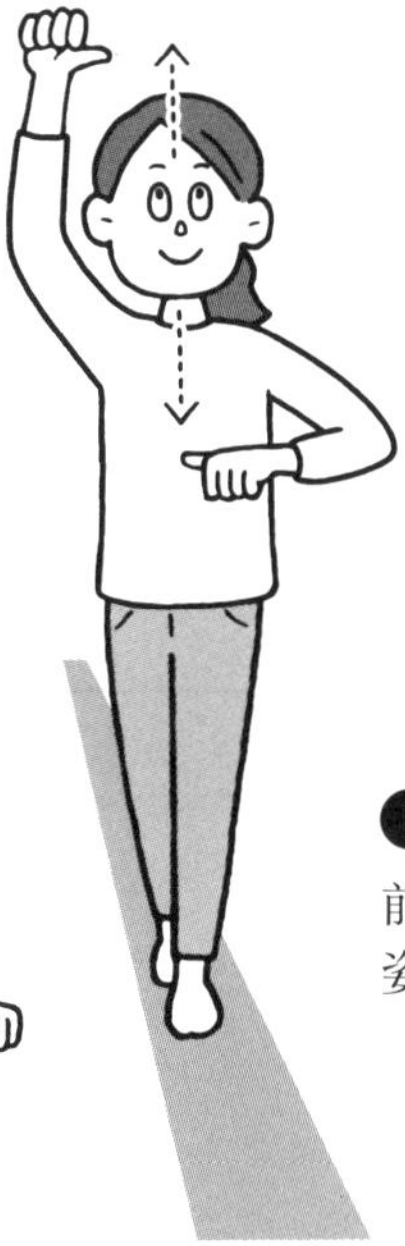

③ 同様に上下も行ないます。

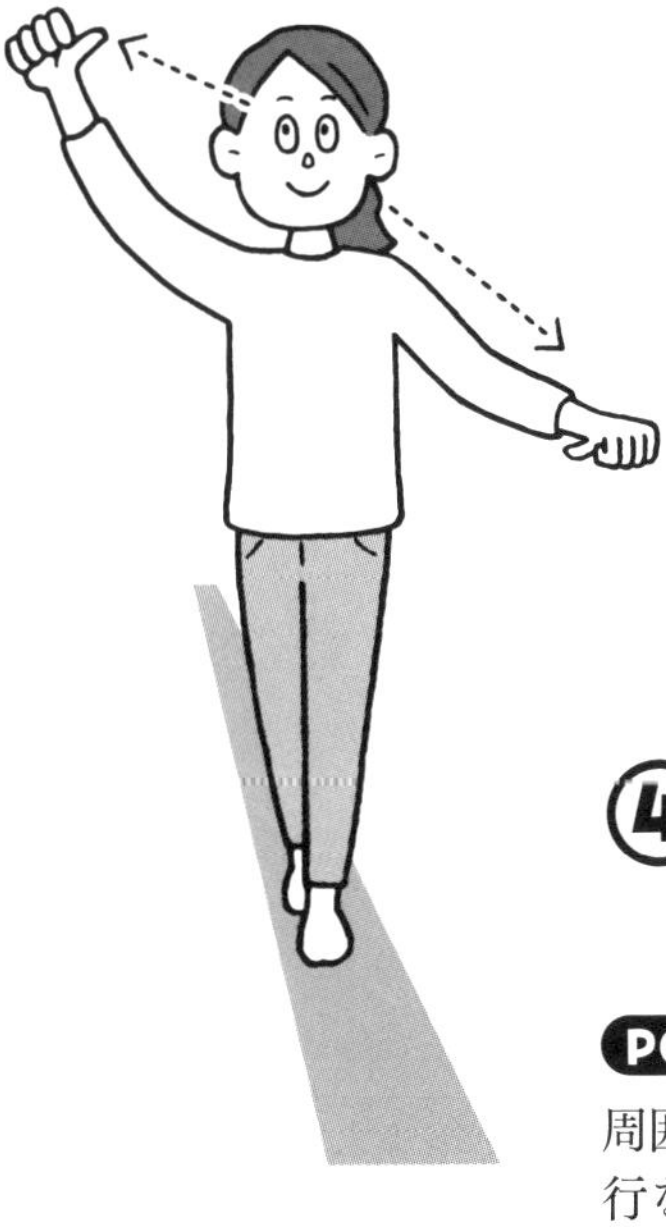

POINT!
前かがみにならないよう、姿勢はまっすぐに！

④ 同じく右上、左下、反対側（左上、右下）も行ないます。

POINT!
周囲に障害物がない、安全な場所で行なってください。

視野を広げる
トレーニング
1

視野広げ

遠くを見ながら、視野を少しずつ広げていくトレーニングです。続けるうちに視野が徐々に広がっていきます!

① 両手の親指を立て、肩幅ほどに広げます。視線はまっすぐ前に向け、できるだけ遠くを見ます。

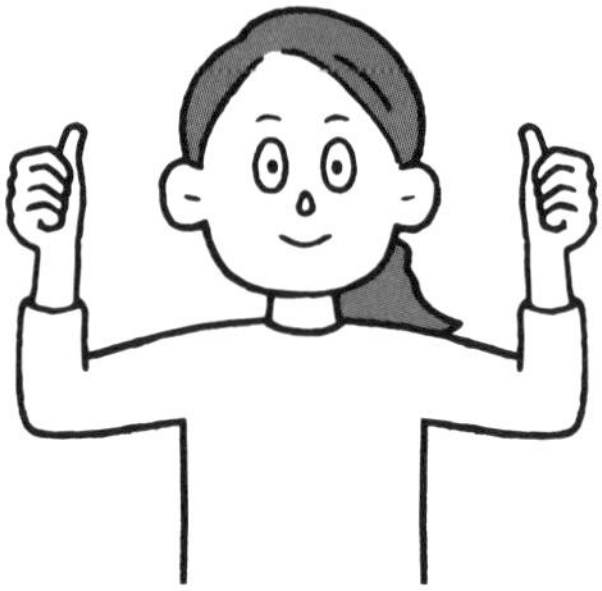

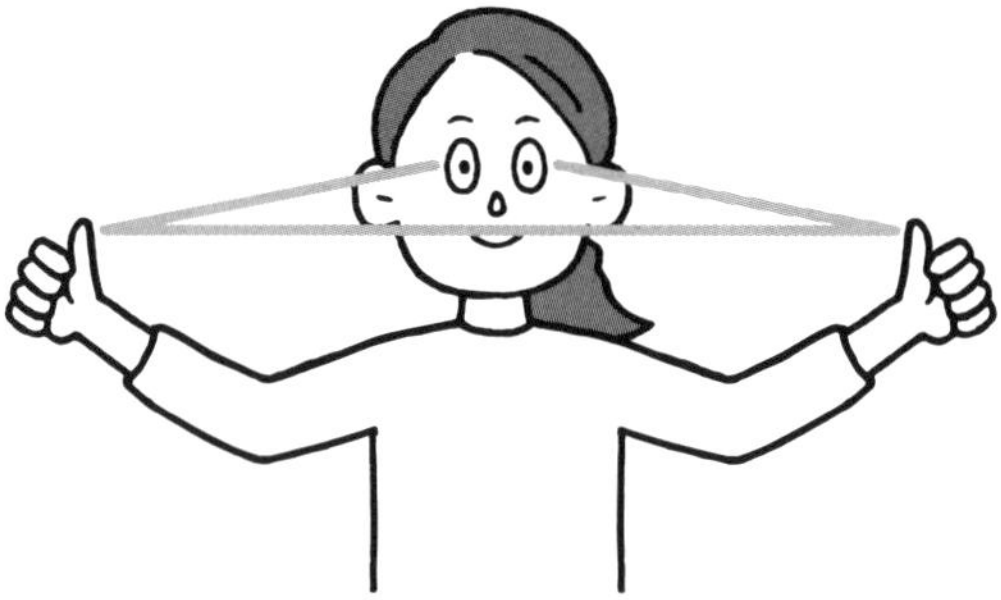

② 手を少しずつ左右に広げていきます。視界の端っこで指が認識できるぐらいまで広げましょう。

③ 同様に上下も行ないましょう。

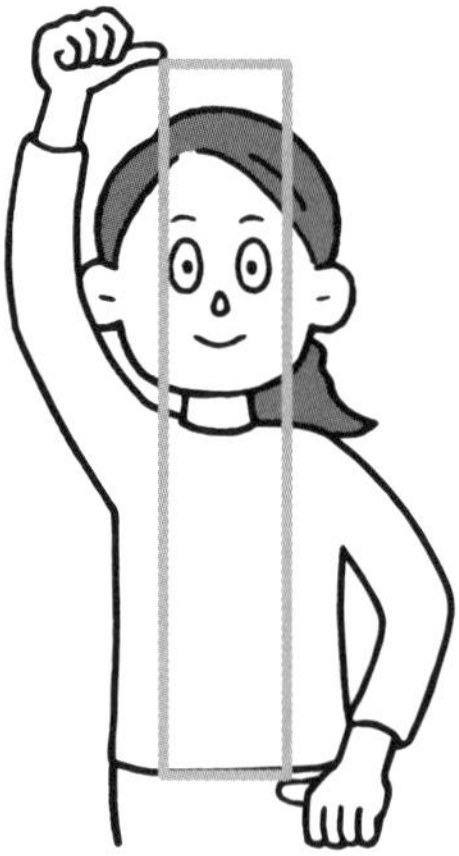

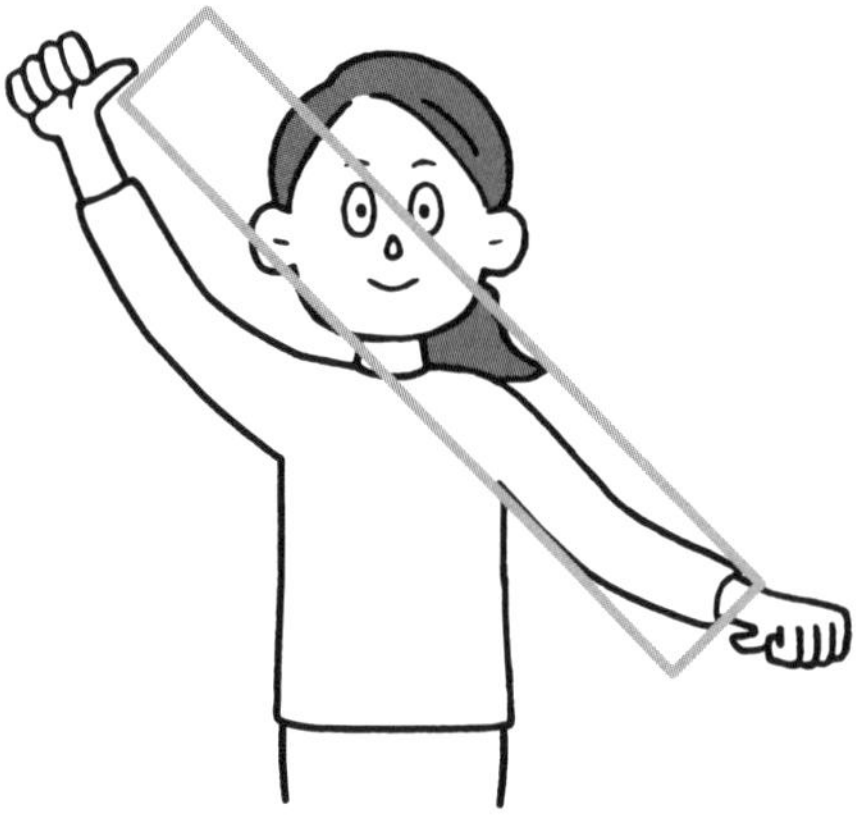

④ 同様に右上、左下、逆方向(左上、右下)も行ないましょう。

POINT! 時間は特に決めず、好きなだけ行なえばOK。

視野を広げるトレーニング2

P144～P145のやり方

視野拡大図

眼をリラックスさせて視野を広げるトレーニングです。視野が広がることで眼に入る情報量が増えます

① 次ページを開き、本を両手で持って、40センチほど離します。

② 中央のマークに視点を合わせます。まわりのイラストが視野の端に入るよう意識していきます。ハッキリ見えなくてもぼーっと認識できるぐらいでOKです。

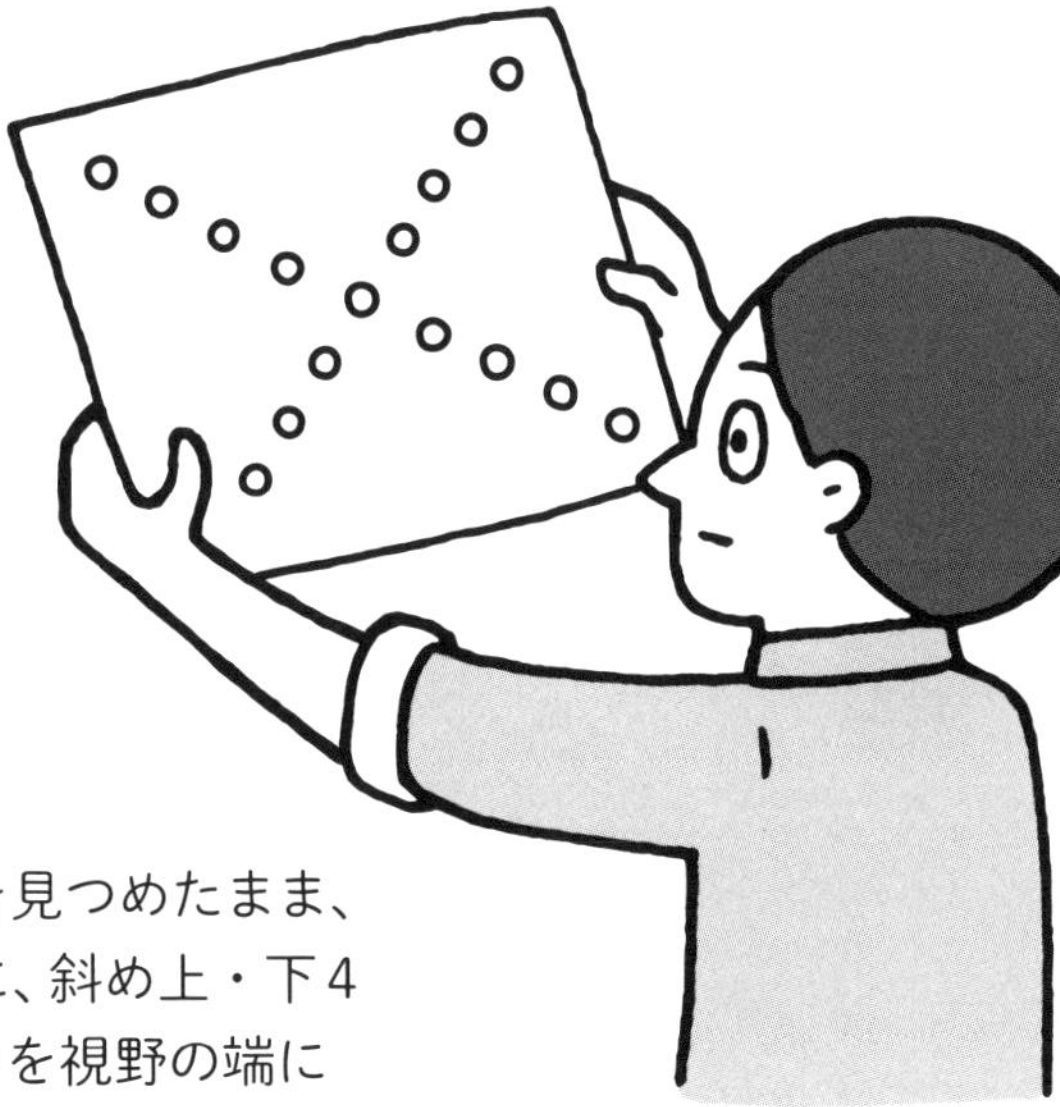

③ 中央のマークを見つめたまま、眼を動かさずに、斜め上・下4方向のイラストを視野の端に入れていきます。

④ 徐々に視野を広げるよう意識しましょう。

POINT! 時間は特に決めず、好きなだけ行なえばOK。

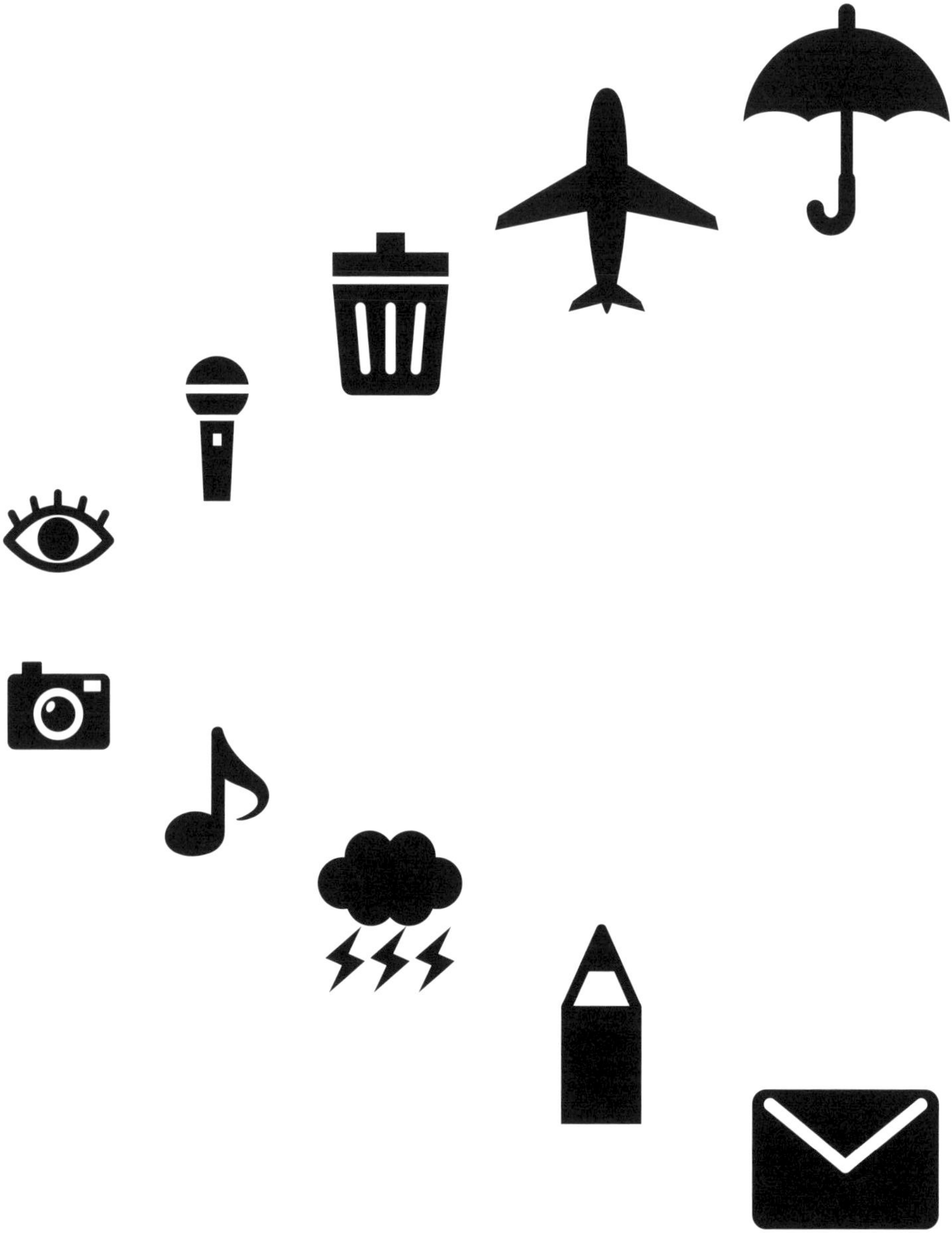

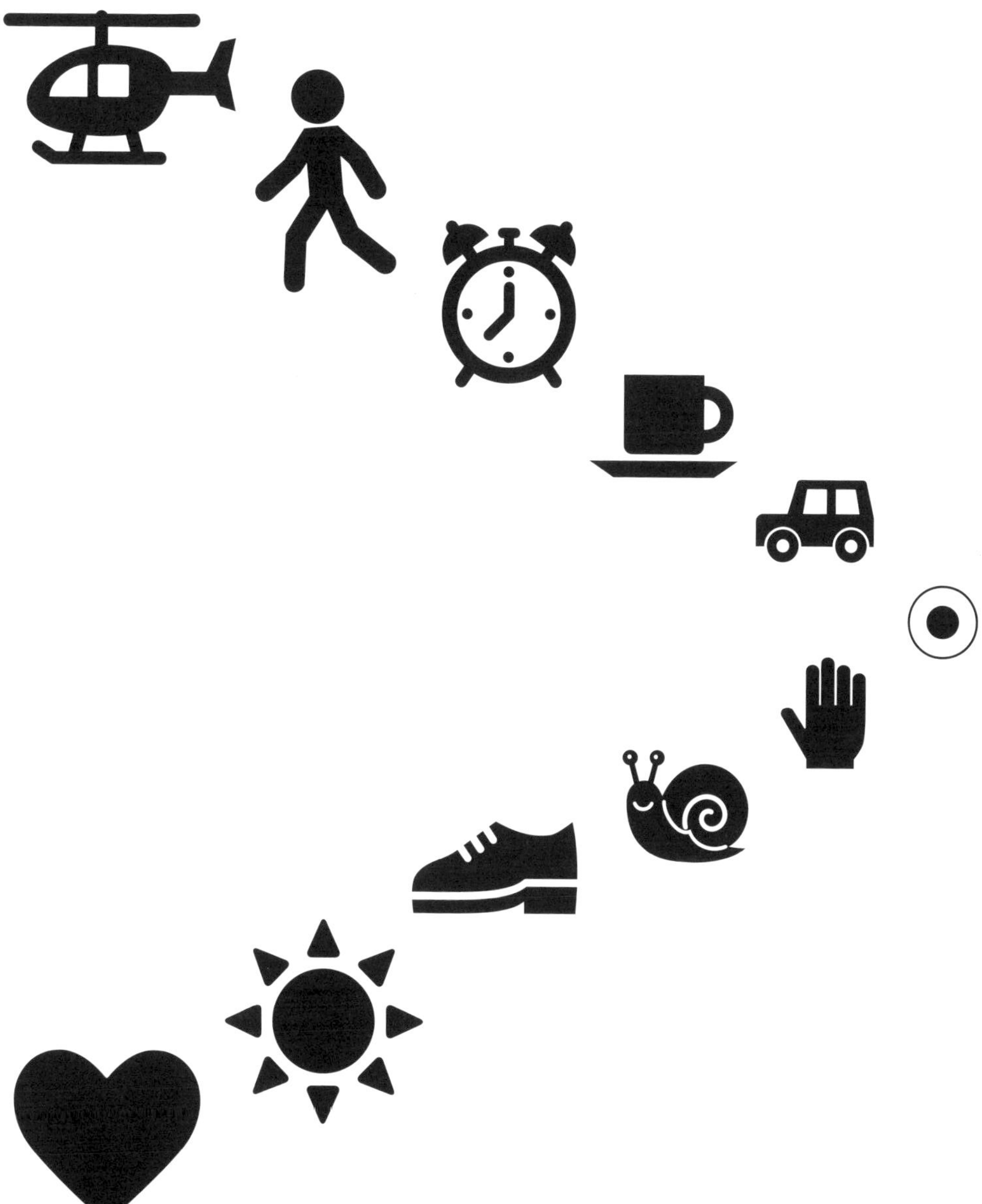

column⑥

レーシックによる老眼改善術について

レーシックとは眼の表面にある角膜を薄く削ることで屈折異常を矯正する手術ですが、老眼の場合は左右の見え方に差をつけることで、遠くも近くも見やすくするという手術です。

レーシックというと近視治療で知られていますが、近年では「遠近両用レーシック」といって老眼の治療も可能となってきています。

もちろんこれで老眼が治るならいいのですが、手術には必ずリスクが伴います。術後の見え方も含めて、望む結果が手に入らない場合も考慮に入れて判断する必要があります。あくまで私の個人的見解になってしまいますが、眼鏡・コンタクトで済むのであれば、あえてレーシックをする必要はないのではと思います。自分の家族にもすすめようとは思いません。

また近年ではそのほかの老眼の治療法もありますが、これらもまだまだ評価が定まっていないように思います。

教えて先生！ 老眼改善ビジョントレーニングQ&A

Q 老眼改善ビジョントレーニングはどのぐらいで効果が出ますか？

A ビジョントレーニングの効果には個人差もありますし、どのぐらい行なっているかという頻度も関係します。

毎日続けた場合、３週間から3カ月程度で「老眼が改善した」「見えやすくなった」と実感される人が多いです。ただ、半年から1年ほどかかる場合もあり、一概にはいえません。

しかし、トレーニングを続けることで必ず効果が期待できるので、根気よくコツコツ続けていただきたいと思います。

Q 眼が疲れているときもトレーニングを行なったほうがいいのでしょうか？

A 疲れているときに無理をして行なう必要はありません。ただ、「視野を広げるトレーニング」は眼の疲れを取る効果がありますから、それだけを行なうのもいいでしょう。

Q トレーニングをサボってしまった場合、翌日長くやれば取り戻せますか？

A ビジョントレーニングは長く行なうトレーニングではありません。サボった翌日に遅れを取り戻そうとして15分以上行なうのはNGです。眼に負担をかけてしまうし、逆効果にもなりかねません。

1日サボってしまったからといってあわてる必要はありません。ビジョントレーニングはリラックスして、楽しく行なうことが重要です。気分が乗らない、疲れているというときは無理せずに時間を短縮したり、休んだりしても大丈夫です。

Q 眼をたくさん動かしていたら、眼が痛くなったのですが大丈夫ですか？

A 眼に痛みが出たり、クラクラしたりするような場合は「やりすぎ」です。トレーニングをはじめて「ちょっと調子が悪いな」「疲れたな」と感じたらその日はそこでやめて眼を休ませましょう。無理して行なうのはＮＧです。

Q 中断してしまうと、効果がなくなってしまいますか？

A 仕事が忙しかったり、旅行したりなどで中断してもまったく問題ありません。中断したからといって今まで行なってきたことがリセットされるようなことはありません。また再開すれば大丈夫です。

Q ビジョントレーニングで近視は回復しますか？

A 一時的に近くを見すぎているために起こる「仮性近視」の状態でしたら、「毛様体筋」をほぐすことで回復できます。しかし、眼軸《がんじく》（角膜から網膜までの長さのこと）が伸びて起こる真性の近視の場合は改善は難しくなります。ただ、視覚機能が改善することで「見えやすくなる」という効果は十分期待できます。

Q いっぺんに行なうのではなく、スキマ時間にちょっとずつ行なってもいいですか？

A ビジョントレーニングはまとめて行なう必要はなく、分けて行なっても大丈夫です。空いた時間を見つけて行なってください。

歯磨きをしながら、お風呂に入りながらなど「ながら」で行なうのもおススメです。座ることができれば電車の中でもできます。

Q ドライアイ、レーシックの手術を受けている場合もビジョントレーニングはできますか？

A 眼の病気がなく、日常生活に支障がなければトレーニングを行なっていただいて大丈夫です。異常を感じたときは、すぐに専門機関に相談してください。

Q ビジョントレーニングを対面で指導してくれる場所はありますか？

A ビジョントレーニングの専門家を探したい場合は、巻末に「視覚機能の専門家がいる機関」を掲載していますので、参考にしてください。

70代でも老眼が改善！　あきらめていた読書三昧《ざんまい》の日々に！

藤井みさとさん（主婦・80代）

私は無類の読書好きでしたが、65歳を過ぎた頃からとにかく眼が疲れるようになり読書量がガクンと減ってしまいました。趣味のはがき絵も描く気になれません。寂しい気持ちはありましたが、年だからとあきらめていました。何もしないでぼんやり過ごす私を心配した娘が北出先生の本を贈ってくれたのです。

朝、目覚めたらすぐ、ベッドの上で眼を左右、上下、斜めに動かします。最後に、眼をぐるりと回して、空中で「大きな円」と「無限大のマーク」を描きます。

最初は半信半疑でしたがトレーニングをすると不思議と頭がスッキリするので続けられました。「視空間認知トレーニング」も、頭の体操感覚で楽しみます。

今ではすっかり疲れ眼も解消され、新聞を隅から隅まで読むのが楽しみです。本もまた読めるようになりました。老眼の進行も止まったようです。気持ちも前向きになり、80代になった今もひとりで、あちこち散歩に出かけています。

家事も楽々！　確実に若返った気がする！

藤岡敏子さん（元小学校教師・60代）

ビジョントレーニングが「認知症によい」と聞き、講習会に参加しました。もし私が認知症になったら……息子たちには頼りたくないと思っています。

自宅でひとりでも続けられるようにと、洗面所に行ったらトレーニングをするという習慣をつくりました。歯を磨きながらキョロキョロ、グルグルと眼を動かし、最後は寄り眼。何か用事をつくっては、洗面所でトレーニングをしています。また、トイレに行くときは、廊下の板目を利用して「ラインウォーク」を行ないます。

ある日ふと「あれ？　私、よく動けてる？」と気がつきました。いつも家事をひとつする度に「休憩！」と伸びていましたが、いつの間にか家事を2つも3つもこなせるように。おかずも一品増えました。外出時も以前はのっそりと歩いていたようでしたが、今では目的地に予定より速く着いたりします。ビジョントレーニングをして、確実に若返ったと思います。

仕事の効率がアップ！　夕方でもハッキリ見えるように！

相田隆さん（仮名）（会社員・40代）

小さな文字が見えづらく、夕方になるとものが二重に見えるようになって仕事にも支障が出るようになりました。疲れ眼もひどい。いよいよ私も老眼鏡をつくらなくちゃいけないかもと考えはじめていました。

そんなとき出合ったのがビジョントレーニングです。寄り眼をしたときに、自分ではわからなかったのですが、左眼が全然寄っていないと家族に指摘を受けて驚きました。それから寄り眼の運動、弓矢のポーズを中心に行なったところ、その後すぐ、視界がクリアになったのです。老眼鏡をかけなくて済み、よろこんでいます。疲れ眼もなくなりました！

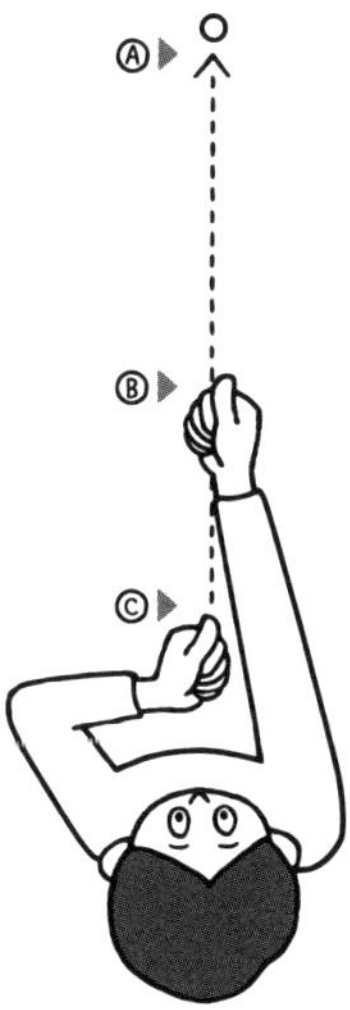

認知症一歩手前から一転、憧れのカフェをオープン！

幸田正子さん（カフェ共同オーナー・70代　柳井多純筆）

私の母、幸田正子は75歳です。10年前の脳ドックでは、加齢により脳の萎縮《いしゅく》がはじまっていると診断されました。前日に食べたものを覚えていなかったり、1週間分の予定を立てたりすることもできなくなっていました。

2018年の2月からビジョントレーニングを開始し、それから朝と夕方の毎日2回、眼の運動をしています。「視空間認知トレーニング」も行なっています。

はじめて1週間で、「頭がスッキリする！」「自信マンマンになった！」とよろこんでいて、効果の早さに驚きました。今では別人のようにイキイキしています。性格が明るくなって、楽しそうです。

そして、なんと、2022年9月にはカフェをオープンさせたのです。毎日7時にパンを焼いているそうです。75歳で働けるようになるなんて！

地域の人たちとのつながりができ、今の母のスケジュール表はぎっしり。元気になった母を見てうれしく思います。

集中力アップ！　効果を日々実感！

佐藤智子さん（ビジョントレーニング教室運営・40代）

視界がスッキリする、集中力が高まる——。

これらは私の運営するビジョントレーニング教室に通われている方々の感想です。私も日々、これらの効果を実感しています。

私の叔母が78歳で脳梗塞で倒れたときは、左半身の麻痺や言語関係にも後遺症があったのでビジョントレーニングをリハビリのひとつとして取り入れました。叔母が行なったのは眼球運動やナンバータッチなどベッドの上でできるものです。

その甲斐あって、リハビリ開始から3週間後、主治医が驚くほどの回復を遂げたのです！

想像以上の回復に驚く叔母の姿を、私は忘れることができません。

退院も予想以上に早くでき、83歳の今でもひとり暮らしをしています。

スーパーの商品が見やすい！　朝の目覚めもスッキリ！

青木亜希さん（特別支援教育支援員・50代）

10年位前から、スーパーに買い物に行くのがつらくなってきました。陳列商品を見て回ると、やたらと眼がチカチカして疲れてしまうのです。ところが、ビジョントレーニングをはじめて3週間くらい経ったとき、買い物に行って違いがわかりました。商品を見るのが驚くほどラクになっていたのです！

寄り眼の効果を日常生活で感じはじめています。

それともうひとつ。朝の目覚めがとてもいいのです。

目覚ましをかけても起きられなかった私が、パチっと起きられる！

これは、奇跡に近いと言っても過言ではありませんし、さすがの効果だと思います。

これまで起こしてくれていた夫も驚いています。

視覚機能の専門家がいる機関

●視機能トレーニングセンター Joy Vision
ジョイビジョン本部
兵庫県神戸市中央区三宮町3-1-7(服部メガネ)
TEL 078-325-8578　https://visiontraining.biz

●Joy Vision岩手
(スマイルメガネ研究舎)
岩手県盛岡市大通り2-8-14 MOSSビル2F
TEL 019-625-1242
https://horizon-silver.jp

●Joy Vision新潟(メガネのいたば)
新潟県長岡市来迎寺3944
TEL 0258-92-5055
https://joyvision-niigata.com

●Joy Vision富士(メガネの博宝堂)
静岡県富士市吉原2-4-5
TEL 0545-52-1841
http://www.opt-hakuhodo.com/joyvision

●Joy Vision愛知(メガネの井上)
愛知県東海市富木島町向イ 147-1
花井ビル1F
TEL 052-601-5810
http://jvaoptinoue.client.jp

●ビジョントレーニングスタジオ
すまいるびじょん教室
兵庫県尼崎市大庄西町1-9-10
TEL 090-5897-0099
https://www.smilevision.info

●ビジョン＆ブレイン
兵庫県神戸市東灘区2-19-8
TEL 090-5048-2850
https://ameblo.jp/visionbrain/

●Joy Vision奈良(オプト松本)
奈良県橿原市常盤町495-1
TEL 0744-35-4776
https://www.joyvisionnara.com

●Joy Vision大分(メガネの豊福)
大分県臼杵市本町５組
TEL 0972-62-2970
https://toyofuku-megane.pupu.jp

●Joy Vision させぼ(尚時堂)
長崎県北松浦郡佐々町本田原免73-3
TEL 0956-63-2235
http://www.shojido.com

【参考文献】
『ケーキの切れない非行少年たち』（宮口幸治／新潮社）
『米国ビジョントレーナーが教える 眼を動かすだけで1分間超集中法』（北出勝也／光文社）
『発達の気になる子の　学習・運動が楽しくなる　ビジョントレーニング』（北出勝也監修／ナツメ社）

【謝辞】

監修の本部千博先生、ビジョントレーニングの真髄を教えてくださった米国の恩師Dr. ハリー・ワックス、今までビジョントレーニングに取り組んでくださったみなさん、トレーニング事例にご協力いただいたみなさん、いつも支えてもらっている家族に感謝いたします！　ありがとうございます。

これからトレーニングに取り組んでくださるみなさんの「視る生活」が、最高に高まりますように願っています。

北出勝也

「老眼《ろうがん》」がみるみるよくなる
1分《ぷん》ビジョントレーニング

著　者——北出勝也（きたで・かつや）
監修者——本部千博（ほんべ・かずひろ）
発行者——押鐘太陽
発行所——株式会社三笠書房
〒102-0072 東京都千代田区飯田橋3-3-1
電話：(03)5226-5734（営業部）
：(03)5226-5731（編集部）
https://www.mikasashobo.co.jp
印　刷——誠宏印刷
製　本——若林製本工場

編集責任者　本田裕子
ISBN978-4-8379-2944-4 C0077

T30319